RJEČNIK HITNIH MEDICINSKIH INTERVENCIJA
Hrvatsko - Španjolski

DICCIONARIO DE EMERGENCIAS MÉDICAS
Croata - Español

Edita Ciglenečki

Copyright © 2016 Edita Ciglenečki
All rights reserved.
ISBN-13: 978-1541133334
ISBN-10: 1541133331

UVOD - INTRODUCCIÓN

Ovaj hrvatsko-španjolski rječnik sastoji se od preko 3000 medicinskih pojmova prikazanih na jednostavan i razumljiv način koji obuhvaća orijentaciju u prostoru i vremenu; nesreće, katastrofe i pogibeljne situacije; dijelove ljudskog tijela; ozljede, simptome i bolesti; ljekarništvo; medicinske ustanove, njegu i postupke; dijagnostiku te trudnoću i porodništvo.

Este diccionario médico croata -español proporciona de forma breve, clara y suficiente unos 3000 términos médicos que cubren orientación en el tiempo y espacio; accidentes y catástrofes; partes del cuerpo humano; síntomas, heridas y enfermedades; farmacia; facilidades médicas, procedimientos y asistencia médica; exámenes médicos; embarazo y obstetricia.

SADRŽAJ - CONTENIDO

i	UVOD - INTRODUCCIÓN	3
ii	SADRŽAJ - CONTENIDO	4
iii	RJEČNIK HITNIH MEDICINSKIH INTERVENCIJA / DICCIONARIO DE EMERGENCIAS MÉDICAS	5
1	BROJEVI / NÚMEROS	7
2	ORIJENTACIJA U VREMENU / ORIENTACIÓN EN EL TIEMPO	7
3	ORIJENTACIJA U PROSTORU / ORIENTACIÓN EN EL ESPACIO	7
4	NESREĆE, KATASTROFE I POGIBELJNE SITUACIJE / ACCIDENTES, CATÁSTROFES Y ANGUSTIA	7
5	DIJELOVI LJUDSKOG TIJELA / PARTES DEL CUERPO HUMANO	9
6	SIMPTOMI, OZLJEDE I BOLESTI / SÍNTOMAS, HERIDAS Y ENFERMEDADES	13
7	LJEKARNA / FARMACIA	38
8	MEDICINSKE USTANOVE, ZAHVATI I NJEGA / FACILIDADES MÉDICAS, PROCEDIMIENTOS Y ASISTENCIA MÉDICA	40
9	MEDICINSKE PRETRAGE / EXÁMENES MÉDICOS	44
10	TRUDNOĆA I PORODNIŠTVO / EMBARAZO Y OBSTETRICIA	47

RJEČNIK HITNIH MEDICINSKIH INTERVENCIJA
Hrvatsko - Španjolski

DICCIONARIO DE EMERGENCIAS MÉDICAS
Croata - Español

BROJEVI	NÚMEROS
Nula	Cero
Jedan	Uno
Dva	Dos
Tri	Tres
Četiri	Cuatro
Pet	Cinco
Šest	Seis
Sedam	Siete
Osam	Ocho
Devet	Nueve
Deset	Diez
Jedanaest	Once
Dvanaest	Doce
Trinaest	Trece
Četrnaest	Catorce
Petnaest	Quince
Šesnaest	Dieciséis
Sedamnaest	Diecisiete
Osamnaest	Dieciocho
Devetnaest	Diecinueve
Dvadeset	Veinte
Dvadest i jedan	Veintiuno
Dvadeset i dva	Veintidós
Trideset	Treinta
Četrdeset	Cuarenta
Pedeset	Cincuenta
Šezdeset	Sesenta
Sedamdeset	Setenta
Osamdeset	Ochenta
Devedeset	Noventa
Sto	Cien
Sto jedan	Ciento uno
Sto dvadeset i tri	Ciento veintitrés
Dvjesto	Doscientos
Tristo	Trescientos
Četristo	Cuatrocientos
Petsto	Quinientos
Šesto	Seiscientos
Sedamsto	Setecientos
Osamsto	Ochocientos
Devetsto	Novecientos
Tisuća	Mil
Dvije tisuće	Dos mil
Milijun	Millón
Milijarda	Mil millones (miliarda)

ORIJENTACIJA U VREMENU	ORIENTACIÓN EN EL TIEMPO
Jučer	Ayer
Danas	Hoy
Sutra	Día de mañana
Godina	Año
Mjesec	Mes
Tjedan	Semana
Dan	Día
Sat	Hora
Minuta	Minuto
Sekunda	Segundo
Jutro (prijepodne)	Mañana
Poslijepodne	Tarde
Večer	Anochecer
Noć	Noche

ORIJENTACIJA U PROSTORU	ORIENTACIÓN EN EL ESPACIO
Gore (iznad)	Arriba
Dolje (ispod)	Abajo
Lijevo	Izquierda
Desno	Derecha
Ispred	Enfrente
Iza	Detrás
Unutra	Dentro
Vani	Fuera

NESREĆE, KATASTROFE I POGIBELJNE SITUACIJE	ACCIDENTES, CATÁSTROFES Y ANGUSTIA
Atomska bomba	Bomba atómica (bomba A)
Atomsko oružje	Arma atómica
Atomsko biološko i kemijsko oružje	Armas atómicas, biológicas y químicas (ABQ)
Automobilska nesreća	Accidente automovilístico (siniestro de tráfico)
Bakterija	Bacteria
Biološko oružje	Arma biológica
Bojni otrov (otrovni plin)	Gas tóxico
Bomba	Bomba
Brod	Barco
Civilna zaštita	Protección civil
Čamac za spašavanje	Bote salvavidas
Ekipa za traganje i spašavanje	Equipo de búsqueda y rescate
Eksplozija	Explosión
Eksploziv	Explosivo
Epidemija	Epidemia
Erupcija vulkana	Erupción volcánica
Gusar	Pirata
Gusarski napad	Ataque de piratas
Helikopter	Helicóptero
Hidrogenska bomba	Bomba de hidrógeno (bomba H)
Hladno oružje	Arma blanca
Invazija	Invasión
Izbjeglica	Refugiado
Izbjeglički logor	Campamento para refugiados
Jezero	Lago
Kemijsko oružje	Arma química
Kemijsko zagađenje	Polución química
Kobaltna bomba	Bomba de cobalto

Hrvatski	Español	Hrvatski	Español
Konvencionalno oružje	Arma convencional	Prsluk za spašavanje	Chaleco salvavidas
Kopnena mina	Mina terrestre	Rat	Guerra
Kopno	Tierra	Razminiranje	Desminado (eliminación de minas)
Lasersko oružje	Arma láser		
Lava	Lava		
Lavina	Avalancha	Rijeka	Río
Led	Hielo	Ropstvo	Esclavitud
Ledenjak	Témpano de hielo	Ruševine	Ruinas
Ledolomac	Rompehielos	Samoubojstvo	Suicidio
Metak	Bala	Santa leda	Banquisa (hielo marino)
Mina	Mina		
Minsko polje	Campo minero	Silovanje	Violación
More	Mar	Sklonište	Abrigo
Morska mina	Mina marina	Snijeg	Nieve (zapada)
Morska pijavica	Managa de agua (tromba marina)	Snježna mećava	Nevasca (ventisca de nieve)
Napad	Ataque	SOS poziv	Llamada de SOS
Napad morskog psa	Ataque de tiburón	Spasilac	Salvador (rescatador)
Nasukavanje broda	Encallamiento de barco		
		Spašavanje	Salvamento
Nesreća na radu	Accidente laboral	Spašavanje broda	Salvamento marítimo
Nesreća u kući	Accidente doméstico		
Neutronska bomba	Bomba de neutrones (bomba N)	Stijena	Roca
		Strateško nuklearno oružje	Arma nuclear estratégica
Nevrijeme (oluja)	Tormenta (tempestad)		
		Strujni udar	Choque eléctrico
Nuklearna nesreća	Accidente nuclear	Sudar	Colisión
Nuklearni otpad (radioaktivni otpad)	Desechos nucleares	Špilja	Cueva
		Šrapnel	Metralla
Nuklearni pokus	Prueba nuclear (ensayo nuclear)	Tajfun	Tifón
		Taktičko nuklearno oružje	Arma nuclear táctica
Nuklearno oružje	Arma nuclear		
Obogaćeni uranij	Uranio einriquecido	Taoc (talac)	Rehén
Olupina broda	Buque naufragado	Terorist	Terrorista
Oružje	Arma	Teroristička ćelija	Célula terrorista
Oružje za masovno uništavanje	Armas de destrucción masiva	Teroristički napad	Ataque terrorista
		Tjelesni napad	Asalto físico
Otmica	Secuestro	Toplotni udar	Golpe de calor
Pad	Caída	Trgovina ljudima	Trata de personas
Pad aviona	Accidente de aviación	Tsunami	Tsunami (maremoto)
		Tučnjava	Pelea
Padobran	Paracáidas	Ubojstvo	Homicidio (asesinato)
Pandemija	Pandemia		
Pas za traganje i spašavanje	Perro de búsqueda y rescate	Udar groma	Trueno
		Udarac	Golpe
Pješčana oluja	Tormenta de arena	"U pomoć!"	"¡Socorro!"
Planina	Montaña	Uragan	Huracán
Plimni val	Ola de marea	Uranij	Uranio
Plutonij	Plutonio	Utapanje	Ahogamiento
Pljačka	Robo	Utopljenik	Ahogado
Pojas za spašavanje	Boya salvavidas	Uzbuna	Alarma
Poplava	Inundación	Uže	Cuerda
Potonuće broda	Hundimiento de un barco	Vatra	Fuego
		Vatreno oružje	Arma de fuego
Potraga	Búsqueda	Virus	Virus
Potres	Terremoto	Voda	Agua
Poziv u pomoć	Llamada de socorro	Znak za uzbunu	Señal de alarma
Požar	Incendio (fuego)	Zračenje	Radiación
Prljava bomba	Bomba sucia	Zračni napad	Ataque aéreo
Prometna nesreća	Accidente de tráfico	Živčani otrov (neurotoksin)	Neurotoxina

Žrtva	Víctima
DIJELOVI LJUDSKOG TIJELA	**PARTES DEL CUERPO HUMANO**
Abdominalna aorta	Aorta abdominal
Acetilkolin	Acetilcolina
Adamova jabučica	Nuez de Adán
Adenohipofiza	Adenohipófisis
Adrenalin	Adrenalina
Aglutinin	Aglutinina
Aglutinogen	Aglutinógeno
Albumin	Albúmina
Aldosteron	Aldosterona
Alveola	Alvéolo
Aminokiselina	Aminoácido
Amonijak	Amoníaco
Antidiuretski hormon (vazopresin)	Hormona anidiurética (arginina vasopresina)
Aorta	Aorta
Arterija	Arteria
Arteriola	Arteriola
Astrocit	Astrocito
Atrioventrikularni čvor	Nódulo auriculoventricular
Bartolinova žlijezda	Glándula de Bartolino
Baza lubanje	Base del cráneo
Bazofilni granulocit	Basófilo
Bedrena kost (femur)	Fémur
Bilirubin	Bilirrubina
Bjelančevina (protein)	Proteína
Bjeloočnica	Eclerótica
Brada	Barbilla (mentón)
Bradavica	Pezón
Bronhiola	Bronquiolo
Bubnjić	Tímpano
Bubnjište	Cavidad timpánica
Bubreg	Riñón
Bulbouretralna žlijezda (Cowperova žlijezda)	Glándula bulbouretral (glándula de Cowper)
Cilijarni mišić	Músculo ciliar
Crijevna kost	Ilion
Crijevna resica	Vellosidad intestinal
Crijevni sok	Jugo intestinal
Crijevo	Intestin
Čašica zdjelične kosti (acetabulum)	Acetábulo
Čekić (malleus)	Martillo (malleus)
Čelo	Frente
Čeljust	Quijada
Čeona kost	Hueso frontal
Četveroglavi bedreni mišić	Músculo cuádriceps crural
Čmar (anus)	Ano
Debelo crijevo	Intestino grueso (colon)
Dendrit	Dendrita
Desni	Encía
Dezoksiribonukleinska kiselina (DNK)	Ácido desoxirribonucleico
Djevičnjak (himen)	Himen
Dlaka	Pelo
Dlan	Palma
Dojka	Mama
Donožje (metatarzus)	Metatarso
Donja čeljust (mandibula)	Mandíbula
Donja šuplja vena	Vena cava inferior
Doštitnjača	Glándula paratiroides
Dražica (klitoris)	Clítoris
Dušnica (bronh)	Bronquio
Dušnik	Tráquea
Dvanaesnik (duodenum)	Duodeno
Dvoglavi bedreni mišić	Músculo bíceps crural
Dvoglavi mišić nadlaktice	Músculo bíceps braquial
Elastin	Elastina
Elektrolit	Electrolito
Eozinofil	Eosinófilo
Eritrocit (crveno krvno tjelešce)	Eritrocito (glóbulo rojo)
Estrogen	Estrógeno
Fibrin	Fibrina
Fibrinogen	Fibrinógeno
Fibroblast	Fibroblasto (célula fija)
Folikulin (estradiol)	Estradiol
Fosfolipid	Fosfolípido
Glasnica	Cuerda vocal
Glatki mišić	Múscolo liso
Glava	Cabeza
Glavić	Glande
Glikogen	Glucógeno
Globulin	Globulina
Glomerul	Glomérulo
Glukagon	Glucagón
Glukokortikoid	Glucocorticoide
Glukoza	Glucosa
Goljenica (tibija)	Tibia
Gonadotropin	Gonadotropina
Gornja čeljust (maksila)	Hueso maxilar superior (maxila)
Gornja šuplja vena	Vena cava superior
Gornji dio leđa	Espalda superior
Granulocit	Granulocito
Grkljan	Laringe
Grlo	Garganta
Grudište (prsa)	Pecho
Grudna žlijezda (timus)	Timo
Grudni koš	Caja torácica
Gušterača	Páncreas

Hemoglobin	Hemoglobina
Hipofiza	Hipófisis (glándula pituitaria)
Hipotalamus	Hipotálamo
Hisov snopić	Haz de His
Hormon	Hormona
Hormon rasta (somatotropin)	Hormona de crecimiento somatotropa
Hrskavica	Cartílago
Hrskavični prsten	Cartílago circoides
Ileum	Íleon
Imunoglobulin	Inmunoglobulina
Inzulin	Insulina
Iver (patela)	Rótula (patela)
Jajašce	Óvulo
Jaje (mudo, testis)	Testículo
Jajnik	Ovario
Jajovod	Trompa de Falopio (tuba uterina, oviducto)
Jednjak	Esófago
Jejunum	Yeyuno
Jetra	Hígado
Jezik	Lengua
Kalcitonin	Calcitonina
Kapak	Párpado
Kapilara	Capilar
Katekolamin	Catecolamina
Kažiprst	Dedo índice
Keratin	Queratina
Klijetka	Ventrículo
Klinasta kost (leptirasta kost)	Hueso esfenoides
Ključna kost (klavikula)	Clavícula
Kolagen	Colágeno
Kolesterol	Colesterol
Koljeno	Rodilla
Korijen zuba	Raíz del diente
Koronarna arterija	Arteria coronaria
Kortikosteroid	Corticosteroide
Kortikosteron	Corticosterona
Kortikotropin	Hormona adrenocorticotropa (corticotropina, corticotrofina)
Kortizol	Cortisol (hidrocortisona)
Kortizon	Cortisona
Kosa	Cabello
Kosi trbušni mišić	Músculo oblicuo del abdomen
Kost	Hueso
Kost donožja (metatarzalna kost)	Hueso del metatarso
Kost kuka	Hueso coxal
Kost pesti (metakarpalna kost)	Hueso del metacarpo
Kost prsta (falanga)	Falange
Kost zapešća (karpalna kost)	Hueso del carpo
Kost zastoplja (kost tarzusa)	Hueso del tarso
Kostur	Esqueleto
Koštana srž	Médula ósea
Koža	Piel
Krajnik	Amígdala
Kralježak	Vértebra
Kralježnica	Columna vertebral
Kralježnična moždina	Médula espinal
Križa	Espalda baja
Krojački mišić	Músculo sartorio
Krstačni kralježak (sakralni kralježak)	Vértebra sacra
Kruna zuba	Corona del diente
Kružni mišić (sfinkter)	Esfínter
Krv	Sangre
Krvna grupa	Grupo sanguíneo
Krvna grupa A	Grupo sanguíneo A
Krvna grupa AB	Grupo sanguíneo AB
Krvna grupa B	Grupo sanguíneo B
Krvna grupa 0	Grupo sanguíneo 0
Krvna žila	Vaso sanguíneo
Kuk (zglob kuka)	Articulación de la cadera
Kutnjak (molar)	Molar
Lakat	Codo
Lakatna kost (ulna)	Cúbito (ulna)
Lakatni zglob	Articulación del codo
Leća	Cristalino
Leđa	Espalda
Leđni kralježak (grudni ili torakalni kralježak)	Vértebra torácica
Leukocit	Leucocito
Lice	Cara (faz)
Ligament	Ligamento
Limfa	Linfa
Limfna žila	Vaso linfático
Limfna žlijezda	Ganglio linfático
Limfocit	Linfocito
Lisna kost (fibula)	Peroné (fíbula)
List	Pantorrilla
Loj	Sebo cutáneo
Lopatica (skapula)	Omóplato (escápula)
Lubanja	Calavera (cráneo)
Luteinizirajući hormon	Hormona luteinizante (lutropina)
Mali mozak	Cerebelo
Mali prsni mišić	Músculo pectoral menor
Mali prst	Dedo meñique
Masno tkivo	Tejido graso (tejido adiposo)
Mast	Grasa
Maternica (uterus)	Matriz (útero, seno materno)

Međica (perineum)	Periné (perineo)
Međukralježnični disk	Disco intervertebral
Međumozak	Diencéfalo
Međurebreni mišić	Músculo intercostal
Međustanična tekućina	Líquido intersticial (líquido tisular)
Meka moždana ovojnica	Piamadre
Meko nepce	Úvula
Melanin	Melanina
Melanotropin	Melanotropina
Melatonin	Melatonina
Mineralkortikoid (Na-hormon)	Mineralocorticoide
Mišić	Músculo
Mišić primicač	Músculo aductor
Mišićna fascija	Fascia profunda
Mitralni zalistak (bikuspidalni zalistak)	Válvula bicúspide (válvula mitral)
Mliječni zub	Diente de leche
Mokraća (urin)	Orina
Mokraćevina (urea, ureja)	Urea
Mokraćni mjehur	Vejiga urinaria
Mokraćovod (ureter)	Uréter
Monocit	Monocito
Mozak	Cerebro
Moždana klijetka	Ventrículo cerebral
Moždana kora	Corteza cerebral
Moždana ovojnica	Meninge
Moždana srž	Médula cerebral
Moždano stablo	Tronco del encéfalo
Moždana tekućina (likvor)	Líquido cefalorraquídeo (líquido cerebrospinal)
Moždani živac	Nervio craneal
Mrežnica (retina)	Retina
Nadbubrežna žlijezda	Glándula suprarrenal
Nadlaktica	Parte superior del brazo
Nadlaktična kost (humerus)	Húmero
Nadlaktični mišić	Braquial anterior
Nakovanj	Yunque
Natkoljenica (bedro)	Muslo (región femoral)
Negativan Rh faktor	Factor Rh negativo
Nepce	Paladar
Nepčana kost	Hueso palatino
Noga	Miembro inferior
Nokat	Uña
Noradrenalin	Noradrenalina
Nos	Nariz
Nosna kost	Hueso proprio de la nariz (hueso nasal)
Nosnica	Narina
Nožni prst	Dedo del pie
Obraz	Mejilla (carrillo)
Obrva	Ceja
Očna jabučica	Globo ocular
Očna šupljina	Órbita
Očnjak (kanin)	Canino (diente colmillo)
Oko	Ojo
Oksitocin	Oxitocina
Okusni pupoljak	Papila gustativa
Organ	Órgano
Osrčje (perikard)	Pericardio
Ošit (dijafragma)	Diafragma
Palac	Dedo pulgar (pólice)
Palčana kost	Radio
Parasimpatikus	Sistema nervioso parasimpático
Paratireoidni hormon	Parathormona (hormona paratiroidea, paratirina)
Pasjemenik	Epidídimo
Paučinasta ovojnica (arachnoidea)	Aracnoides
Pazuh (aksila)	Sobaco (axila)
Penis	Pene (falo)
Pest (metakarpus)	Metacarpo
Peta	Talón (calcañar)
Petna kost (kalkaneus)	Calcáneo
Pinealna žlijezda (epifiza)	Glándula pineal (epífisis)
Plazma	Plasma sanguíneo
Pleura	Pleura
Plin	Gas
Pluća	Pulmones
Plućna arterija	Arteria pulmonar (tronco pulmonar, tronco de las pulmonares)
Plućno krilo	Pulmón
Podjezična kost	Hueso hioides
Podlaktica	Antebrazo
Poluopnasti mišić	Músculo semimembranoso
Polumjesečasti aortni zalistak	Válvula sigmoidea aórtica
Polutetivni mišić	Músculo semitendinoso
Poplućnica (visceralna pleura)	Pleura visceral
Poprečno-prugasti mišić	Músculo estriado
Pora	Poro
Porebrica (parijetalna pleura)	Pleura parietal
Portalna vena	Vena porta
Potkoljenica	Pierna
Potrbušnica (peritoneum)	Peritoneo
Pozitivan Rh faktor	Factor Rh positivo

Predvorje (vestibulum)	Vestíbulo	Slušni živac	Nervio auditivo (nervio vestibulococlear, nervio estatoacústico)
Prepona	Ingle		
Prepucij	Prepucio		
Pretkutnjak (premolar)	Premolar		
		Sluz	Moco
Produžena moždina	Bulbo raquídeo (médula oblongada, miencéfalo)	Sluzna vreća (bursa)	Bursa (bolsa sinovial)
		Sluznica	Mucosa
Progesteron	Progesterona	Sljepoočna kost	Hueso temporal
Prostata	Próstata	Sljepoočnica	Sien
Prsna kost (sternum)	Esternón	Sok gušterače	Jugo pancreático
		Sperma	Semen (esperma)
Prstenjak	Dedo anular	Spermij	Espermatozoide
Pupak	Ombligo (pupo)	Spinalni živac	Nervio espinal
Pužnica	Cóclea (caracol)	Spolna žlijezda	Gónada
Rame	Hombro	Sponična kost	Hueso cigomático (malar)
Rameni mišić (deltoideus)	Músculo deltoides		
		Srce	Corazón
Rameni zglob	Articulación del hombro	Srčana klijetka	Ventrículo cardíaco
		Srčana pretklijetka (atrij)	Aurícula cardíaca (atrio)
Raonik (vomer)	Vómer		
Ravni trbušni mišić	Músculo recto mayor del abdomen	Srčani mišić (miokard)	Miocardio
Rebro	Costilla	Srčani zalistak	Válvula cardíaca (válvula de corazón)
Ribonukleinska kiselina	Ácido ribonucleico (ARN)		
		Središte zuba (pulpa)	Pulpa dentaria
Rodnica (vagina)	Vagina (colpos)		
Romboidni mišić	Músculo romboides	Srednje uho	Oído medio
Rožnica	Córnea	Srednji prst	Dedo corazón
Ručni prst	Dedo de la mano	Stanica	Célula
Ručni zglob	Muñeca	Stidna kost	Pubis
Ruka	Brazo	Stidnica	Vulva
Schlemmov kanal	Canal de Schlemm	Stolica (feces, izmet)	Excrementos (heces)
Sezamska kost	Hueso sesamoide	Stopalo	Pie
Sigmoidni dio debelog crijeva	Colon sigmoide	Stremen	Estribo
		Suza	Lágrima
Simpatikus	Sistema nervioso simpático	Suzna kost	Unguis (hueso lacrimal)
Sinapsa	Sinapsis	Suzna žlijezda	Glándula lagrimal
Sinovijalna opna	Membrana sinovial	Suzno-nosni kanal	Conducto nasolagrimal
Sinus	Seno		
Sitasta kost (etmoidna kost)	Hueso etmoides	Šaka	Mano
		Šarenica	Iris
Sjedna kost	Isquión	Široka plosnata tetiva (aponeuroza)	Aponeurosis
Sjedni mišić	Músculo glúteo		
Sjekutić (inciziv)	Incisivo	Štitnjača	Tiroides
Sjemena vrećica	Vesícula seminal	Taban	Planta del pie
Sjemenovod	Conducto eyaculador	Talamus	Tálamo
Skočni zglob (gležanj)	Tobillo	Tanko crijevo	Intestino delgado
		Testosteron	Testosterona
Slabinski kralježak (lumbalni kralježak)	Vértebra lumbar	Tetiva	Tendón
		Tireotropin (TSH)	Tirotropina (TSH, hormona estimulante de la tiroides)
Slezena	Bazo		
Slijepo crijevo (crvuljak)	Apéndice vermiforme (apéndice cecal, apéndice)	Tiroksin	Tiroxina (tetrayodotironina, T4)
Slina (pljuvačka)	Saliva	Tjelesna tekućina	Fluido corporal
Slušni kanal	Conducto auditivo externo	Tjeme	Vértice craneal
		Tjemena kost	Hueso parietal
		Tkivo	Tejido

Torakalna aorta	Aorta torácica
Trapezni mišić	Músculo trapecio
Trbuh (abdomen)	Abdomen (panza)
Trbušna stijenka	Pared abdominal
Trepavica	Pestaña
Triglicerid	Triglicérido
Trijodtironin	Triiodotironina
Troglavi mišić nadlaktice	Músculo tríceps braquial
Troglavi mišić potkoljenice	Músculo tríceps sural
Trolisni zalistak	Válvula tricúspide
Trombocit	Plaqueta (trombocito)
Trtica	Cóccix (coxis)
Trtični kralježak	Vértebra coccígea
Trup (torzo)	Tronco
Tvrda moždana ovojnica	Duramadre
Tvrdo nepce	Paladar óseo
Ugljikohidrat	Carbohidrato
Uho	Óido
Usna	Labio
Usna šupljina	Cavidad bucal (cavidad oral)
Usta	Boca
Ušna mast (ušna smola, cerumen)	Cerumen (cerilla)
Ušna školjka	Pabellón auricular (aurícula)
Vanjska mokraćna cijev (uretra)	Uretra
Veliki mozak (telencefalon)	Telencéfalo
Veliki prsni mišić	Músculo pectoral mayor
Vena	Vena
Venula	Vénula
Vidni živac	Nervio óptico
Vlasište	Cuero cabelludo (capa capilar)
Vrat	Cuello
Zalistak	Válvula
Zapešće	Carpo
Zastoplje	Tarso
Zatiljak	Nuca
Zatiljna kost	Hueso occipital
Zdjelica	Pelvis
Zglob	Articulación
Zglobna čahura	Cápsula articular
Zglobna hrskavica	Cartílago articular
Zglobna tekućina (sinovijalna tekućina)	Líquido sinovial
Zglobni menisk	Menisco
Zjenica	Pupila
Znoj	Sudor
Zub	Diente
Zubna caklina	Esmalte dental
Zubni cement	Cemento dental
Zubni dentin	Dentina
Ždrijelo	Faringe
Želučana kiselina	Ácido gástrico
Želučana sluznica	Mucosa estomacal
Želučani sok	Jugo gástrico
Želudac	Estómago
Žilnica	Coroides
Živac	Nervio
Žlijezda	Glándula
Žlijezda lojnica	Glándula sebácea
Žlijezda slinovnica	Glándula salival
Žlijezda znojnica	Glándula sudorípara
Žuč	Bilis
Žućni mjehur	Vesícula biliar
Žučovod	Vía biliar
Žuto tijelo	Cuerpo lúteo (cuerpo amarillo)
Žvakaći mišić	Músculo masetero

SIMPTOMI, OZLJEDE I BOLESTI	SÍNTOMAS, HERIDAS Y ENFERMEDADES
Aberantni pankreas	Pancreas aberrante
Abnormalna gibljivost	Flexibilidad anormal
Abnormalno velik gubitak krvi tijekom mjesečnice (menoragija)	Pérdida de sangre mayor durante la menstruación (menorragia)
Abulija (poremećaj umanjene motivacije)	Abulia
Acidoza	Acidosis
Addisonova bolest	Enfermedad de Addison
Adenokarcinom	Adenocarcinoma
Adenom	Adenoma
Adenopatija	Adenopatía
Aerofobija (strah od letenja)	Aerofobia (miedo a volar)
Afrička tripanosomijaza (bolest spavanja)	Tripanosomiasis africana (enfermedad del sueño)
Afte (ulceracija sluznice usta)	Afta (úlcera en la mucosa oral)
Agenezija (nedostatak jednog organa)	Agenesia (ausencia de un órgano)
Agenezija bubrega	Agenesia renal
Agranulocitoza	Agranulocitosis
Ahilodinija (tendinitis Ahilove tetive)	Tendinitis de Aquiles
Ahondroplazija	Acondroplasia
Akarijaza	Acariasis
Aklorhidrija	Aclorhidria
Akne	Acné
Akrocijanoza	Acrocianosis
Akrofobija (strah od visine)	Acrofobia (miedo a las alturas)
Akromegalija	Acromegalia
Aktinička keratoza	Queratosis actínica
Aktinomikoza	Actinomicosis

Akutna bol	Dolor agudo	Androblastom (tumor Sertoli-Leydigovih stanica)	Tumor de células de Sertoli-Leydig (arrenoblastoma)
Akutna dilatacija želuca	Dilatación aguda del estómago		
Akutna limfatična leukemija	Leucemia linfoblástica aguda	Anemija kronične bolesti	Anemia de enfermedades crónicas
Akutna mijeloična leukemija	Leucemia mieloide aguda	Anemija radi deficita željeza (sideropenična anemija)	Anemia ferropénica
Akutna upala crvuljka	Apendicitis aguda		
Akutni abdomen	Abdomen agudo		
Akutno plućno srce	Cor pulmonale agudo	Anemija srpastih stanica	Anemia falciforme (anemia drepanocítica)
Akutno zatajenje bubrega	Insuficiencia renal aguda		
		Anencefalija	Anencefalia
Albinizam	Albinismo	Aneurizma	Aneurisma
Albrightov sindrom	Síndrome de McCune-Albright	Aneurizma abdominalne aorte	Aneurisma de aorta abdominal
Albuminurija	Albuminuria	Aneurizma aorte	Aneurisma de aorta
Aldosteronizam	Aldosteronismo (hiperaldosteronismo)	Aneurizma torakalne aorte	Aneurisma de aorta torácica
Alergija	Alergia	Angina	Angina
Alergija na hranu	Alergia a alimentos	Angina pektoris	Angina de pecho (angor, angor pectoris)
Alergija nalijekove	Alergia al medicamento		
Alergija na pelud	Alergia al polen	Angioedem (Quinckeov edem, angio-neurotski edem)	Angioedema (edema de Quincke)
Alergija na perje	Alergia a las plumas		
Alergija na prašinu	Alergia al polvo		
Alergija na životinjsku dlaku	Alergia al pelo de los animales		
		Angiom	Angioma
Alergijski kontaktni dermatitis	Dermatitis alérgica de contacto	Angiosarkom	Angiosarcoma
		Anisakijaza	Anisakiasis (anisakidosis)
Alergijski konjuktivitis	Conjuntivitis alérgica		
		Ankilostomijaza	Anquilostomiasis
Alergijski rinitis	Rinitis alérgica	Ankiloza (ukočenje zgloba)	Anquilosis
Algodistrofija	Algodistrofia		
Alkaloza	Alcalosis	Ankilozantni spondilitis (Bechterewov sindrom)	Espondilitis anquilosante (morbus Bechterew)
Alkoholizam	Alcoholismo		
Alkoholna ciroza	Cirrosis alcohólica		
Alkoholna kardiomiopatja	Miocardiopatía alcohólica		
		Anomalija moždanih krvnih žila	Malformación arteriovenosa cerebral
Alopecia areata	Alopecia areata		
Alveolarna proteinoza pluća	Proteinosis alveolar pulmonar		
		Anomalija u razvoju mozga	Malformación del desarrollo cerebral
Alzheimerova bolest	Enfermedad de Alzheimer		
		Anoreksija	Anorexia
Amebijaza	Disentería amebiana (amebiasis)	Antrakoza	Antracosis
		Antraks (bedrenica, crni prišt)	Carbunco (ántrax)
Amiloidoza	Amiloidosis		
Amiotrofična lateralna skleroza	Esclerosis lateral amiotrófica	Anurija (lučenje urina < 100 ml u 24 sata)	Anuria (menos de 100ml de orina en 24h)
Amnezija	Amnesia		
Amputacija	Amputación		
Anafilaktični šok	Choque anafiláctico	Apetit	Apetito
Analgezija (neosjetljivost na bol)	Analgesia	Aplastična anemija	Anemia aplásica
		Aplazija	Aplasia
		Apsces	Absceso
		Apsces jetre	Absceso hepático
Analna fistula	Fístula anal	Apsces mozga	Absceso cerebral
Analna fisura	Fisura anal	Apsces pluća	Absceso pulmonar
Analni apsces	Absceso anal	Apstinencijska kriza	Síndrome de abstinencia
Anaplastični karcinom	Carcinoma anaplásico		
		Aritmija	Arritmia

Aritmogena displazija desne klijetke	Displasia arritmogénica ventricular derecha	Autoimunološka bolest	Enfermedad autoinmune
Arterijska embolija	Embolia arterial	Avitamonoza	Avitaminosis
Arterijsko krvarenje	Hemorragia arterial	Azbestoza	Asbestosis
		Bakterijemija	Bacteriemia (bacteremia)
Arterioskleroza	Arteriosclerosis	Bakterijska infekcija	Infección bacteriana
Arteritis divovskih stanica (temporalni arteritis)	Arteritis de células gigantes (arteritis de la temporal)	Bakterijska infekcija rodnice (bakterijska vaginoza)	Vaginosis bacteriana
Artrogripoza	Artrogriposis		
Artropatija	Artropatía		
Artroza (osteoartritis, degenerativni artritis)	Artrosis	Bakterijska upala pluća	Neumonía bacteriana
		Bakterijski endokarditis	Endocarditis bacteriana
Artroza koljena (gonartroza)	Artrosis de rodilla (gonartrosis)	Bakterijski konjuktivitis	Conjuntivitis bacteriana
Artroza kuka (koksartroza)	Artrosis de cadera (coxartrosis)	Bakteriurija	Bacteriuria
		Balerinsko stopalo (pes equinus)	Pie equino
Artroza lakta	Artrosis de codo		
Artroza ramena	Artrosis del hombro	Barotrauma	Barotraumatismo (barotrauma)
Artroza ručnog zgloba	Artrosis de muñeca	Bartoneloza	Bartonelosis
Artroza skočnog zgloba	Artrosis de tobillo	Basedowljeva bolest	Enfermedad de Graves Basedow
Artroza stopala	Artrosis del pie	Batićasti prsti	Acropaquia (hipocratismo digital)
Artroza šake	Artrosis de mano		
Ascites	Ascitis		
Asfiksija	Asfixia	Bazofilija	Basofilia
Askaridijaza	Ascaridiasis	Behçetova bolest	Síndrome de Behçet
Aspergilom	Aspergiloma (micetoma)	Bellov fenomen	Fenómeno de Bell
		Bellova paraliza	Parálisis de Bell
Aspergiloza	Aspergilosis	Benigna hipertrofija prostate	Hiperplasia benigna de próstata
Astigmatizam	Astigmatismo		
Astma	Asma		
Astrocitom	Astrocitoma	Benigna pozicijska vrtoglavica	Vértigo posicional paroxístico benigno
Atelektaza pluća	Atelectasia pulmonar		
Ateroskleroza	Ateroesclerosis	Bijelo pranje	Leucorrea
Atetoza	Atetosis	Bilijarna ciroza	Cirrosis biliar
Atipična upala pluća	Neumonía atípica	Biotovo disanje	Respiración de Biot
		Bipolarni poremećaj (manično-depresivna psihoza)	Trastorno bipolar (psicosis maníaco-depresiva)
Atletsko stopalo (gljivična infekcija stopala, tinea pedis)	Tiña del pie (pie de atleta, tinea pedis)		
		Bisinoza	Bisinosis (fiebre del lunes)
Atonija	Atonía		
Atopijski dermatitis	Dermatitis atópica	Bjelančevine u urinu (proteinurija)	Proteinuria
Atrezija anusa	Atresia anal		
Atrezija dvanaesnika	Atresia duodenal	Bjesnoća (rabies)	Rabia
		Blast-sindrom	Síndrome por explosion
Atrezija jednjaka	Atresia esofágica		
Atrezija žučnih vodova	Atresia biliar	Blastom	Blastoma
		Blastomikoza	Blastomicosis
Atrijska fibrilacija	Fibrilación auricular	Blefaritis	Blefaritis
Atrijski septalni defekt	Comunicación interauricular	Blok grane Hisovog snopića	Bloqueo de rama
Atrijskoventriku-larni blok	Bloqueo auriculoventricular	Blokada mrežnične arterije	Oclusión de la arteria de la retina
Atrofija	Atrofia	Blountova bolest	Enfermedad de Blount (tibia vara)
Autizam	Autismo		
		Bljedilo	Palidez

Bol	Dolor
Bol pri mokrenju (strangurija)	Micción dolorosa (angurria)
Bol u dojci (mastalgija)	Dolor en la mama (mastalgia)
Bol u epigastriju	Dolor epigástrico
Bol u leđima (dorzopatija)	Dolor de espalda (dorsalgia)
Bol u mišiću (mijalgija)	Dolor muscular (mialgia)
Bol u prsištu	Dolor torácico
Bol u uhu (otalgija)	Dolor en oído (otalgia)
Bol pri snošaju	Relación sexual dolorosa (coitalgia, dispareunia)
Bol u trbuhu	Dolor abdominal
Bol u zglobu (artralgija)	Dolor en articulación (artralgia)
Bolest Charcot-Marie-Tooth	Enfermedad de Charcot-Marie Tooth
Bolest hijaline membrane (respiratorni sindrom novorođenćeta)	Enfermedad de la membrana hialina (síndrome de distrés respiratorio)
Bolest motornog neurona	Enfermedad de la motoneurona
Bolest Pellegrini-Stieda	Enfermedad de Pellegrini-Stieda
Bolesti aorte	Enfermedades de la aorta
Bolesti krvnih žila	Enfermedades de los vasos sanguíneos
Bolesti srčanih zalistaka	Enfermedades de las válvulas del corazón
Bolna menstruacija (dismenoreja)	Menstruación dolorosa (dismenorrea)
Bolna ovulacija (mittelschmerz)	Ovulación dolorosa
Bolni sindrom	Síndrome doloroso
Bolno gutanje (odinofagija)	Dolor al tragar (odinofagia)
Bora	Arruga
Borelioza	Borreliosis
Bornholmska bolest (epidemijska mialgija)	Enfermedad de Bornholm (mialgia epidémica)
Botrioidni sarkom	Sarcoma botrioide
Botulizam	Botulismo
Bouchardovi čvorići	Nudosidades de Bouchard
Bowenova bolest	Enfermedad de Bowen
Bradavica (virusna bradavica)	Verruga
Brahijalni sindrom bolne nadlaktice	Síndrome braquial
Brennerov tumor	Tumor de Brenner
Brillova bolest (Brill-Zinsserova bolest)	Enfermedad de Brill
Brodijev apsces	Absceso de Brodie
Bronhiektazije	Bronquiectasia
Bronhopleuralna fistula	Fístula bronco-pleural
Bronhopneumonija	Neumonía bronquial
Bronhospazam	Broncoespasmo
Bruceloza (malteška ili sredozemna groznica, Bangova bolest)	Brucelosis
Bubrežna kolika (renalna kolika)	Cólico nefrítico (cólico renal)
Bubrežni kamenac (nefrolitijaza)	Piedra en el riñon (cálculo renal, litiasis renal)
Bubrežni rahitis	Raquitismo renal
Buergerova bolest	Enfermedad de Buerger (tromboangeítis obliterante)
Bulimija	Bulimia
Cefalokela	Cefalocele
Celijakija	Celiaquía (enfermedad celíaca)
Celulitis	Celulitis
Celulitis orbite	Celulitis orbital
Cerebralna aneurizma	Aneurisma cerebral
Cerebralna paraliza	Parálisis cerebral
Cerkarija	Cercaria
Ceruminozni čep	Tapón de cerumen
Cervikalna displazija	Displasia del cuello uterino
Cervikalna erozija	Erosión cervical
Cervikocefalni sindrom	Síndrome cervical
Chagasova bolest (američka tripanosomijaza)	Enfermedad de Chagas (tripanosomiasis americana)
Chikungunya virusna bolest	Chikungunya
Cijanoza	Cianosis
Ciroza jetre	Cirrosis hepática
Cista	Quiste
Cistadenofibrom	Cistadenofibroma
Cistadenokarcinom	Cistadenocarcinoma
Cistadenom	Cistadenoma
Cista na bubregu	Quiste de riñón
Cista na gušterači	Quiste de páncreas
Cista na jajniku	Quiste ovárico
Cista na štitnjači	Quiste de tiroides
Cista na tireoglosnom vodu	Quiste tirogloso
Cisticerkoza	Cisticercosis
Cistična fibroza	Fibrosis quística (mucoviscidosis)
Cistom	Cistoma
Cluster glavobolja	Cefalea en racimos

Creutzfeldt-Jakobova bolest (tzv. "kravlje ludilo")	Enfermedad de Creutzfeldt-Jakob
Crijevna atrezija	Atresia intestinal
Crna stolica (melena)	Heces negras (melena)
Crohnova bolest	Enfermedad de Crohn
Crush-sindrom	Síndrome de aplastamiento (síndrome de crush)
Crvena stolica	Heces de color rojo
Crveni urin	Orina de color rojo
Crveni vjetar (vrbanac, erizipel)	Erisipela
Crvenilo kože (eritem)	Enrojecimiento de la piel (eritema)
Curenje likvora na nos (cerebrospinalna rinoreja)	Salida de líquido cerebroespinal por la nariz (rinoliquorrea)
Curenje likvora na uho (cerebrospinalna otoreja)	Salida de líquido cerebroespinal por el oído (otoliquorrea)
Curenje iz nosa (rinoreja)	Goteo nasal (rinorrea)
Cushingov sindrom (hiperkortikolizam)	Síndrome de Cushing (hipercortisolismo)
Čankir	Chancro
Čir (ulkus)	Úlcera (llaga)
Čir na dvanaesniku	Úlcera duodenal
Čir na želucu	Úlcera gástrica
Čopavo stopalo (uvrnuto stopalo, pes equinovarus)	Pie equinovaro (talipes equinovarus, pie bot, pie retorcido)
Čukalj	Bunión (hallux valgus)
Čvor sestre Mary Joseph (umbilikalna metastaza)	Nódulo de la hermana María José
Čvorasta guša (nodularna struma)	Bocio nodular
Ćelavost	Alopecia
Dalekovidnost	Hipermetropía
Daltonizam	Daltonismo
Davljenje	Estrangulamiento
Debljanje	Engorde (ganar peso)
Debljina (gojaznost)	Obesidad
Deformacija kralježnice	Deformidad vertebral
Deformacija stopala	Deformidad del pie
Degeneracija makule	Degeneración macular
Degeneracija mrežnice	Degeneración retinal
Dehidracija	Deshidratación
Dekompresijska bolest (kesonska bolest)	Síndrome de decompresión (enfermedad de los buzos, mal de presión)
Dekubitus	Úlcera de decúbito
Delirij	Delirio
Demencija	Demencia
Demineralizacija	Desmineralización
Dengue groznica	Dengue
Depresija	Depresión
Dermatomikoza	Dermatomicosis
Dermatomiozitis	Dermatomiositis
Dermoidna cista	Quiste dermoide
Devijacija nosnog septuma	Desviación del tabique nasal
Dezorijentiranost	Desorientación
Difterija	Difteria
Dijabetes	Diabetes
Dijabetes insipidus	Diabetes insípida
Dijabetes melitus	Diabetes mellitus (diabetes sacarina)
Dijabetes melitus tip 1	Diabetes mellitus tipo 1
Dijabetes melitus tip 2	Diabetes mellitus tipo 2
Dijabetična ketoacidoza	Cetoacidosis diabética
Dijabetična koma	Coma diabético
Dijabetična nefropatija	Nefropatía diabética
Dijabetična neuropatija	Neuropatía diabética
Dijabetična retinopatija	Retinopatía diabética
Dijafragmalna kila	Hernia diafragmática
Dilatacijska kardiomiopatija	Miocardiopatía dilatada
Disekcija aorte	Disección aórtica
Diseminirana intravaskularna koagulacija	Coagulación intravascular diseminada
Disgerminom	Disgerminoma
Dishidroza	Eczema dishidrótico
Dishondroplazija	Discondroplasia
Diskartroza	Discartrosis
Disleksija	Dislexia
Dislokacija ulomaka	Dislocación de los fragmentos
Dispepsija (nervozni želudac)	Dispepsia (indigestión)
Distonija	Distonía
Distrofija	Distrofia
Divertikul	Divertículo
Divertikul na debelom crijevu	Divertículo del colon
Divertikul na dvanaesniku	Divertículo duodenal
Divertikul tankog crijeva	Divertículo de Meckel
Divertikulitis	Diverticulitis

Divertikuloza	Enfermedad diverticular
Divovski stas	Gigantismo
Dizenterija	Disentería
Dječja paraliza (polio, poliomijelitis)	Poliomielitis (parálisis infantil)
Dječje zarazne bolesti	Enfermedades infantiles contagiosas
Djelomična dislokacija (subluksacija)	Desplazamiento de una articulación (subluxación)
Dobroćudni tumor (benigni tumor)	Tumor benigno
Downov sindrom (mongoloidizam)	Síndrome de Down
Drakunkulijaza	Dracunculiasis
Drhtanje (tremor)	Temblor
Drhtanje ruku	Temblor en las manos
Duchenneova mišićna distrofija	Distrofia muscular de Duchenne
Ductus Botalli	Ductus arteriosus (conducto arterioso de Botal)
Dugotrajna bolna erekcija (prijapizam)	Erección sostenida y dolorosa (priapismo)
Duhringova bolest (dermatitis herpetiformis)	Dermatitis herpetiforme (enfermedad de Duhring)
Dupuytrenova kontraktura	Contractura de Dupuytren
Dvoslike	Visión doble (diplopía)
Dvospolnost	Hermafroditismo
Edem	Edema (hidropesía)
Edem mozga	Edema cerebral
Egzostoza	Exostosis
Egzantem	Exantema
Ehinokokoza	Hidatidosis (equinococosis)
Ehinokokoza jetre	Hidatidosis hepática
Ehinokokoza pluća	Hidatidosis pulmonar
Eholalija	Ecolalia
Ehopraksija (nevoljno ponavljanje tuđih pokreta)	Ecopraxia (repetición de los movimientos de otra persona)
Eisenmengerov sindrom	Síndrome de Eisenmenger
Ekcem	Eccema (eczema)
Eksplozivna rana	Lesión por explosión
Elefantijaza (limfedem)	Elefantiasis
Elektromagnetska hipersenzibilnost	Hipersensibilidad electromagnética
Embolija	Embolia
Embrionalni karcinom	Carcinoma embrional
Emfizem	Enfisema
Empijem	Empiema
Encefalokela	Encefalocele
Encefalopatija	Encefalopatía
Endometrioza	Endometriosis
Endotoksični šok	Choque endotoxico
Enhondrom	Encondroma
Enkopreza	Encopresis
Entezopatija	Entesopatía
Eozinofilija	Eosinofilia
Ependimom	Ependimoma
Epiduralni hematom	Hematoma epidural
Epiduralno krvarenje	Hemorragia epidural
Epifizeoliza glave bedrene kosti	Epifisario de la cabeza femoral (epifisiolisis capitis femoris)
Epilepsija	Epilepsia
Epispadija	Epispadia
Eritromelalgija	Eritromelalgia
Eritroplazija	Eritroplasia
Eritroplazija Queyrat	Eritroplasia de Queyrat
Erizipeloid	Erisipeloide
Esencijalna hipertenzija	Hipertensión esencial
Ewing sarkom (endoteliosarkom)	Sarcoma de Ewing
Fallotova tetralogija	Tetralogía de Fallot
Fantomska bol	Dolor del miembro fantasma
Farmerska pluća	Pulmón de granjero
Febrilne konvulzije	Convulsiones febriles
Fenilketonurija	Fenilcetonuria
Feokromocitom (tumor srži nadbubrežne žlijezde)	Feocromocitoma
Fetusni alkoholni sindrom	Síndrome de alcoholismo fetal
Fibrinoidna nekroza	Necrosis fibrinoide
Fibroadenom	Fibroadenoma
Fibrocistična bolest dojke	Mastitis quística crónica (enfermedad fibroquística)
Fibroelastoza endokarda	Fibroelastosis endocardial
Fibrom	Fibroma
Fibromialgija	Fibromialgia
Fibrosarkom	Fibrosarcoma
Fibroza	Fibrosis
Fibrozitis mišića	Fibrositis (reumatismo muscular)
Fibrozitis šake	Fibrositis de la mano
Fibrozitis tetive	Fibrositis de tendón

Fibrozna cistična upala kosti	Ostéitis fibrosa quística	Gnoj	Pus
Fibrozna displazija	Displasia fibrosa	Gnoj u urinu (piurija)	Presencia de pus en la orina (piuria)
Fibrozni histiocitom	Histiocitoma fibroso	Gnojna upala krajnika	Absceso peritonsilar
Filarijaza	Filariasis	Gnojni ispljuvak	Esputo que contiene pus
Fimoza	Fimosis		
Fistula	Fístula	Gnojni mjehurić	Pústula
Flebotromboza	Flebotrombosis	Gonadoblastom	Gonadoblastoma
Flegmona	Flegmón	Gonoreja (kapavac, triper)	Gonorrea (blenorragia, blenorrea)
Fobija	Fobia		
Folikulitis	Foliculitis		
Fotofobija (strah od svjetla)	Fotofobia (intolerancia a la luz)	Goodpastureov sindrom	Síndrome de Goodpasture
Fournierova gangrena	Gangrena de Fournier	Granični poremećaj osobnosti	Trastorno límite de la personalidad
Frambezija	Pian (frambesia)	Granulocitoza	Granulocitosis
Freibergova bolest	Enfermedad de Freiberg	Granulomatozna upala (granulom)	Inflamación granulomatosa
Frigidnost	Frigidez	Granuloza tumor	Tumor de células de la granulosa (tumor de teca-granulosa)
Furunkul (čir na koži)	Forúnculo (furúnculo)		
Gađenje prema hrani	Aversión por la comida	Grba	Joroba
Galaktoreja	Galactorrea	Grč (spazam)	Espasmo (calambre)
Gangrena	Gangrena	Grč mišića lica	Espasmo facial
Gastroenteritis	Gastroenteritis	Grč rodnice (vaginizam)	Espasmo vaginal (vaginismo)
Generalizirani edem (anasarka)	Anasarca	Gripa (influenca)	Gripe (gripa, influenza)
Genitalna bradavica (venerična bradavica)	Verruga genital (condiloma acuminata)	Griženje noktiju (onikofagija)	Comerse las uñas (onicofagia)
		Groznica (vrućica)	Fiebre
Genitalni herpes	Herpes genital	Groznica Ebola	Fiebre hemorrágica viral de Ébola
Genu valgum	Genu valgo		
Genu varum	Genu varum	Groznica Lassa	Fiebre de Lassa
Gigantocelularni tumor (osteoklastom)	Tumor de células gigantes (osteoclastoma)	Groznica planinskog krpelja	Fiebre del Colorado por garrapatas (fiebre de montaña americana por garrapatas)
Gimnastičarska bolna križa	Espalda del gimnasta		
Ginekomastija	Ginecomastia	Groznica štakorskog ugriza	Fiebre por mordedura de rata
Glad	Hambre		
Glasno otežano disanje (stridor)	Estridor	Groznica zapadnog Nila	Fiebre del Nilo Occidental
Glaukom	Glaucoma	Gubitak apetita	Pérdida del apetito
Glavobolja	Dolor de cabeza	Gubitak mišićne snage (astenija)	Pérdida de fuerza muscular (astenia)
Glioblastom	Glioblastoma		
Gliom	Glioma	Gubitak osjeta dodoira	Pérdida del sentido del tacto
Glioza	Gliosis		
Glomerulonefritis	Glomerulonefritis	Gubitak osjeta mirisa	Pérdida del sentido del olfato (anosmia)
Glomus-tumor	Tumor glómico (glomangioma)		
Gluhoća	Sordera	Gubitak osjeta okusa	Pérdida del sentido del gusto (ageusia)
Gljivična infekcija	Infección por hongos		
Gljivična infekcija prepona (tinea cruris)	Tiña crural (tinea cruris)	Gubitak pamćenja	Pérdida de la memoria
		Gubitak polovice vidnog polja (hemianopsija)	Pérdida de la mitad del campo visual (hemianopsia)
Gljivična infekcija vlasišta (tinea capitis)	Tiña de la cabeza (tinea capitis)		
		Gubitak pulsa	Pérdida de pulso
Gljivični osteomijelitis	Osteomielitis micótica	Gubitak sluha	Pérdida de la capacidad auditiva

Gubitak sposobnosti govora (afazija)	Pérdida de capacidad de producir lenguaje (afasia)	Herpes zoster	Herpes zóster (herpes zona)
Guillain-Barréov sindrom	Síndrome de Guillain-Barré	Hidremija	Hidremia
		Hidrocefalus	Hidrocefalia
		Hidrofobija	Acuafobia
Guša (struma)	Bocio (coto)	Hidrokela	Hidrocele
Gušenje	Atragantamiento	Hidronefroza	Hidronefrosis
Haglundova bolest	Enfermedad de Haglund (deformidad de Haglund)	Hidroperikard	Derrame pericárdico
		Hidrops	Hidrops
		Hidrops žučnog mjehura	Hidrops vesicular
Halucinacija	Alucinación	Hidrotoraks	Hidrotórax
Hashimotov sindrom	Tiroiditis de Hashimoto	Hifema	Hipema
		Higrom	Higroma
Heberdenovi čvorići	Nódulos de Heberden	Hijatusna kila	Hernia de hiato
		Hilotoraks	Quilotórax
Hemangioendoteliom	Hemangioendotelioma	Hiperaktivnost	Hiperactividad
		Hiperkalcijemija	Hipercalcemia
Hemangiom	Hemangioma	Hiperkalijemija	Hiperpotasemia (hipercalemia)
Hematom	Hematoma		
Hemivertebra	Hemivértebra	Hipernefrom	Carcinoma de células renales
Hemofilična artropatija	Artropatía hemofílica		
		Hiperparatireoidizam	Hiperparatiroidismo
Hemofilija	Hemofilia		
Hemoglobin u urinu (hemoglobinurija)	Hemoglobina en orina (hemoglobinuria)	Hiperpituitarizam	Hiperpituitarismo
		Hiperplazija endometrija	Hiperplasia endometrial
Hemokromatoza	Hemocromatosis	Hipertermija	Hipertermia
Hemolitična anemija	Anemia hemolítica	Hipertireoza	Hipertiroidismo
		Hipertrofija	Hipertrofia
Hemopneumotoraks	Hemoneumotórax	Hipertrofijska kardiomiopatija	Miocardiopatía hipertrófica
Hemoragijska groznica s renalnim sindromom (korejska hemoragijska groznica)	Fiebre hemorrágica con síndrome renal (fiebre hemorrágica coreana)	Hipertrofijska stenoza pilorusa	Estenosis pilórica hipertrófica
		Hiperurikemija	Hiperuricemia
		Hiperventilacija	Hiperventilación
		Hipervitaminoza	Hipervitaminosis
		Hipervolemija (porast volumena krvi u optoku)	Hipervolemia (aumento del volumen de sangre en la circulación)
Hemoragijski infarkt mozga	Infarto cerebral hemorrágico		
Hemoroidi	Hemorroides		
Hemosideroza	Hemosiderosis	Hipoalbuminemija	Hipoalbuminemia
Hemotoraks	Hemotórax	Hipoglikemija	Hipoglicemia
Hepatitis A	Hepatitis A	Hipohondrija	Hipocondría
Hepatitis B	Hepatitis B	Hipoinzulinizam	Hipoinsulinismo
Hepatitis C	Hepatitis C	Hipokalcijemija	Hipocalcemia
Hepatitis D	Hepatitis D	Hipokalijemija	Hipocaliemia
Hepatitis E	Hepatitis E	Hipokromna anemija	Anemia hipocrómica
Hepatocelularni adenom	Adenoma hepático (adenoma hepatocelular)		
		Hipoksija	Hipoxia
		Hipoparatireoidizam	Hipoparatiroidismo
Hepatocelularni karcinom	Carcinoma hepatocelular		
		Hipopituitarizam	Hipopituitarismo
Hepatorenalni sindrom	Síndrome hepatorrenal	Hipoplazija plućnog režnja	Hipoplasia pulmonar
Heredoataksija	Ataxia de Friidreich (ataxia hereditaria)	Hipospadija	Hipospadias
		Hipotenzija i sinkope	Hipotensión y síncope
Hernija intervertebralnog diska	Hernia discal		
		Hipotireoza	Hipotiroidismo
		Hipotonija	Hipotonía
Herpangina	Herpangina	Hipovolemički šok	Choque hipovolémico
Herpes simpleks	Herpes simple		

Hirschsprungova bolest (kongenitalni aganglionarni megakolon)	Enfermedad de Hirschsprung (megacolon aganglónico)
Hirzutizam	Hirsutismo
Histerija	Histeria
Histoplazmoza	Histoplasmosis
Hodgkinova bolest	Enfermedad de Hodgkin
Hondroblastom	Condroblastoma
Hondrom	Condroma
Hondromalacija patele (trkačko koljeno, sindrom patelofemoralne boli)	Chondromalacia rotuliana (síndrome patelo-femoral)
Hondromiksoidni fibrom	Fibroma condromixoide
Hondrosarkom	Condrosarcoma
Hripavac (pasji kašalj, pertussis)	Tos ferina (coqueluche)
Huntingtonova koreja	Enfermedad de Huntington (corea de Huntington)
Ileus	Íleo
Impetigo	Impétigo
Impotencija	Impotencia
Infarkt	Infarto
Infarkt miokarda	Infarto de miocardio
Infarkt pluća	Infarto pulmonar
Infekcija	Infección
Infekcija gornjih dišnih puteva	Infección respiratoria alta
Infekcija humanim papiloma virusom (HPV)	Infeccion por el virus del papilom humano (VPH)
Infekcija kosti ili koštane srži (osteomijelitis)	Infección del hueso o médula ósea (osteomielitis)
Infekcijski artritis (septički artritis)	Artritis infecciosa (artritis séptica)
Infektivni eritem (peta bolest)	Eritema infeccioso (quinta enfermedad)
Infestacija crijevnim parazitima (helmintijaza)	Infestación de gusanos (helmintiasis)
Infestacija stidnim ušima (iftirijaza)	Infestación por ladilla (ftiriasis)
Infestacija ušima (ušljivost, pedikuloza)	Infestación por piojos (pediculosis)
Inkontinencija	Incontinencia
Intermitentna klaudikacija	Claudicación intermitente
Intersticijska bolest pluća	Enfermedad pulmonar intersticial
Intersticijska upala bubrega	Nefritis intersticial
Intracerebralni hematom	Hematoma intracerebral
Intracerebralno krvarenje	Hemorragia intracerebral
Intrakranijalna hipertenzija	Hipertensión intracraneal
Ionizirajuća ozračenost	Exposición a las radiaciones ionizantes
Iridodijaliza	Iridodiálisis
Iritantni kontaktni dermatitis	Dermatitis irritante de contacto
Iritis	Iritis
Iscjedak	Flujo (descarga, secreción)
Iscrpljenost (umor, fatigo)	Cansancio (fatiga, letargo, astenia)
Ishemična ulceracija	Úlcera isquémica
Ishemični udovi	Isquemia de miembros
Ishemija	Isquemia
Ishemijska bolest srca	Isquemia miocárdica (angina de pecho)
Iskašljavanje krvi (hemoptiza, hemoptoja)	Expectoración de sangre (hemoptisis)
Istegnuće	Desgarro
Istegnuće ligamenta	Desgarro de ligamento
Istegnuće mišića (distenzija mišića)	Desgarro muscular
Istegnuće tetive (distenzija tetive)	Desgarro de tendón
Iščašenje (dislokacija, luksacija)	Luxación (lujación, dislocación)
Iščašenje akromioklavikularnog zgloba	Luxación de la articulación acromioclavicular
Iščašenje čašice	Luxación de la rótula
Iščašenje koljena	Luxación de la rodilla
Iščašenje kuka	Luxación de la cadera
Iščašenje lakta	Luxación del codo
Iščašenje ramena	Luxación del hombro
Iščašenje skočnog zgloba	Luxación del tobillo
Iščašenje vilice	Dislocación de la mandibula
Iščašenje zglobova šake i prstiju	Luxaciones de la mano y los dedos
Išijas	Ciática
Izbuljene oči (egzoftalmus)	Exoftalmos
Izdubljeno stopalo (pes excavatus)	Pie cavo (pes cavus)
Izgladnjelost	Inanición
Izosporijaza	Isosporiasis
Izostanak mjesečnice (amenoreja)	Ausencia de la menstruación (amenorrea)

Izvanmaternična trudnoća (ektopična trudnoća)	Embarazo ectópico
Izvanglobni reumatizam	Reumatismo extraarticular
Izvijanje mišića vrata i leđa u luk (opistotonus)	Contracción del cuerpo entero de tal manera que se mantiene encorvado hacia atrás (opistótonos)
Izvrnuto stopalo (pes valgus)	Pie valgo
Japanska riječna groznica (Tsutsugamushi groznica)	Tsutsugamushi (fiebre fluvial japonesa, tifus de los matorrales)
Ječmenac	Orzuelo
Jednostavni prijelom kosti	Fractura simple
Juvenilna osteohondroza	Osteocondrosis juvenil
Kaheksija	Caquexia
Kala-azar	Kala azar (fiebre negra)
Kalikoza	Calicosis
Kamenac mokraćnog mjehura	Cálculo en el tracto urinario (urolitiasis)
Kandidijaza	Candidiasis
Kapilarni hemangiom	Hemangioma capilar (marca de fresa)
Kaposijev sarkom (endoteliosarkom)	Sarcoma de Kaposi
Karbunkul	Ántrax (carbunco)
Karcinoid	Carcinoide
Karcinoid bronha	Carcinoide bronquial
Karcinoidni sindrom	Síndrome carcinoide
Karcinom	Carcinoma
Karcinom bazalnih stanica (bazaliom)	Carcinoma de células basales (basilioma)
Karcinom bronha	Carcinoma bronquial
Karcinom dojke	Carcinoma de mama
Karcinom endometrija	Carcinoma de endometrio
Karcinom grlića maternice	Carcinoma del cuello uterino
Karcinom pokrovnog epitela	Carcinoma epitelial
Karcinom prostate	Carcinoma de próstata
Karcinom želuca	Carcinoma gástrico
Karcinoza	Carcinosis
Karcinoza peritoneuma	Carcinosis peritoneal
Karcinoza perikarda	Carcinosis pericárdica
Karcinoza pleure	Carcinosis pleural
Kardiogeni šok	Choque cardiogénico
Kardiomiopatija	Miocardiopatía
Kašalj	Tos
Katalepsija	Catalepsia
Katapleksija	Cataplexia (cataplejía)
Katar	Catarro
Kavernozni hemangiom	Hemangioma cavernoso
Kawasakijeva bolest (mukokutani limfoglandularni sindrom)	Enfermedad de Kawasaki
Keloid	Queloide
Kemijske ozljede	Lesiones químicas
Kemijski konjuktivitis	Conjuntivitis química
Keratoza	Keratosis
Kienböckova bolest	Enfermedad de Kienböck
Kifoskolioza	Cifoescoliosis
Kifoza	Cifosis
Kihanje	Estornudo
Kila (bruh, hernija)	Hernia
Kila vanjske trbušne stijenke	Hernia de la pared abdominal
Kilna vreća	Saco de hernia (saco herniario)
Kirurški šok	Choque quirúrgico
Klamidijska infekcija	Infección por clamidia
Klaustrofobija (strah od zatvorenog prostora)	Claustrofobia (miedo a los espacios cerrados)
Kleptomanija	Cleptomanía
Kloazma (melazma)	Melasma (cloasma)
Klonorkijaza	Clonorquiasis (clonorquiosis)
Koarktacija aorte	Coartación de la aorta
Kočenje šije (ukočeni vrat)	Rigidez de nuca (cuello rígido)
Köhlerova bolest	Enfermedad de Köhler
Kokcidioidomikoza (San Joaquin Valley vrućica)	Coccidioidomicosis
Kokcigodinija	Coccigodinia (dolor de coxis)
Kokošja prsa	Pectus carinatum
Kokošje sljepilo (hemeralopija)	Falta de visión en luz brillante (hemeralopia)
Kolangiocelularni karcinom	Carcinoma de las vias biliares (colangiocarcinoma)
Kolaps	Colapso
Kolera	Cólera
Kolika	Cólico
Koma	Coma
Kominutivni prijelom kosti	Fractura cominuta
Kompresija mozga	Compresión cerebral

Kompresija živca (ukliješten živac)	Compresión del nérvio	Krup (akutni opstruktivni laringitis)	Crup (laringotraqueo-bronquitis)
Kontaktni dermatitis	Dermatitis de contacto	Krv u likvoru	Sangre en el líquido cefalorraquídeo
Kontraktura	Contractura		
Kontraktura mišića	Contractura muscular	Krv u stolici (hematohezija)	Sangre en las heces (hematochezia)
Kontraktura zgloba	Contractura articular	Krv u urinu (hematurija)	Sangre en la orina (hematuria)
Konvulzije	Convulsiones		
Konjuktivitis izazvan stranim tijelom	Conjuntivitis por cuerpo extraño	Krvarenje (hemoragija)	Desangramiento (hemorragia)
Koplikove pjege	Manchas de Koplik	Krvarenje iz analnog otvora	Pérdida de sangre a través del ano (rectorragia)
Koprivnjača (urtikarija)	Urticaria		
Koreoatetoza	Coreoatetosis	Krvarenje iz maternice (metroragija)	Pérdida de sangre uterina (metrorragia)
Koriokarcinom	Coriocarcinoma		
Koronarna bolest (koronaropatija)	Enfermedad coronaria	Krvarenje iz nosa (epistaksa)	Pérdida de sangre por la nariz (epistaxis)
Kosi prijelom kosti	Fractura obliqua		
Kožni privjesak (mekani fibrom)	Fibroma blando (fibroma molle)	Krvarenje iz uha	Hemorragia de oído (otorragia)
Krasta	Costra	Krvarenje u jajovod (hematosalpinks)	Colección de sangre en la trompa de Falopio (hematosalpinx)
Kratkovidnost	Miopía		
Krepitacija	Crepitación		
Krimska hemoragijska groznica	Fiebre hemorrágica de Crimea-Congo	Krvarenje u zglob (hemartroza)	Sangrado interno de las articulaciones (hemartrosis)
Kriptogena ciroza	Cirrosis criptogénica		
Kriptokokoza	Criptococcosis	Krvavi iskašljaj (hemoptiza)	Sangre en el esputo (hemoptisis)
Krivi vrat (tortikolis)	Tortícolis	Krvni ugrušak (tromb)	Coágulo sanguíneo (trombo)
Križobolja (lumbosakralni sindrom)	Dolor de espalda baja (lumbalgia)	Ksantelazma	Xantelasma
		Ksantom	Xantoma
Kromomikoza	Cromomicosis (cromoblastomicosis)	Kuga	Peste
		Kuglasta aneurizma arterije mozga	Aneurisma cerebral arterial sacular
Kronična bol	Dolor crónico		
Kronična cerebrospinalna venozna insuficijencija	Insuficiencia venosa cerebro-espinal crónica	Kuru (smrtni smijeh)	Kuru (muerte de la risa)
		Kussmaulovo disanje	Respiración de Kussmaul
Kronična limfocitna leukemija	Leucemia linfocítica crónica	Kvržica	Nudo
		Laceracija mozga	Laceración cerebral
Kronična mijeloična leukemija	Leucemia mieloide crónica	Lajmska bolest (Lajmska borelioza)	Enfermedad de Lyme (borreliosis de Lyme)
Kronična opstruktivna plućna bolest	Enfermedad pulmonar obstructiva crónica	Lamblijaza (giardijaza)	Giardiasis (lambliasis)
		Laringospazam	Laringoespasmo
Kronična paroksizmalna hemikranija (Sjaastadov sindrom)	Hemicránea crónica paroxismal	Legg-Calvé-Perthesova bolest	Síndrome de Legg-Calvé-Perthes
		Lejomiom	Leiomioma
		Lejomiosarkom	Leiomiosarcoma
		Lepra (guba)	Lepra
Kronično zatajenje bubrega	Insuficiencia renal crónica	Leptospiroza	Leptospirosis
		Lericheov sindrom	Síndrome de Leriche
Krpeljni meningoencefalitis	Meningoencefalitis de garrapata	Leukemija	Leucemia
		Leukocitoza	Leucocitosis
Kruljenje u želucu	Sonidos de tripas (borborigmo)	Leukodistrofija	Leucodistrofia
		Leukoplakija	Leucoplaquia
		Limfangiom	Linfangioma

Limfangiosarkom	Linfangiosarcoma
Limfatična leukemija	Leucemia linfática
Limfedem (zastoj limfe)	Linfedema
Limfocitni koriomeningitis	Coriomeningitis linfocítica
Limfom	Linfoma
Lipodistrofija	Lipodistrofia
Lipom	Lipoma
Lipomatoza gušterače (masna infiltracija gušterače)	Lipomatosis pancreática (reemplazo graso del páncreas)
Liposarkom	Liposarcoma
Listerioza	Listeriosis
Lišaj (lichen planus)	Liquen plano
Lišmenijaza	Leishmaniasis
Lobster Claw stopalo	Ectrodactilia en pie
Lojna cista	Quiste sebáceo
Lordoza	Lordosis
Luetični osteomijelitis	Osteomielitis luética
Lupanje srca (palpitacije)	Palpitación
Ljuštenje kože (deskvamacija)	Desquamación
Madelungov deformitet	Deformidad de Madelung
Madež (nevus)	Nevus (nevo)
Malapsorpcija	Malabsorción
Malarija	Malaria (paludismo)
Maligna hipertenzija	Hipertensión maligna
Manija	Manía
Manjak estrogena	Deficiencia de estrógenos
Manjak faktora koagulacije	Deficiencia de factor de coagulación
Manjak sperme (oligospermija)	Bajo volumen de semen (oligospermia)
Manjak vitamina	Carencia de vitamina
Manjak vitamina A	Carencia de vitamina A
Manjak vitamina B1	Carencia de vitamina B1
Manjak vitamina B2	Carencia de vitamina B2
Manjak vitamina B3	Carencia de vitamina B3
Manjak vitamina B12	Carencia de vitamina B12
Manjak vitamina C	Carencia de vitamina C
Manjak vitamina D	Carencia de vitamina D
Manjak vitamina K	Carencia de vitamina K
Marburška hemoragijska groznica	Fiebre hemorrágica de Marburgo
Marfanov sindrom	Síndrome de Marfan
Masna embolija	Embolismo graso
Masna metarmofoza jetre	Metamorfosis grasa del hígado
Mastopatija	Mastopatía
Medularni karcinom	Carcinoma medular
Meduloblastom	Meduloblastoma
Megakolon	Megacolon
Megaloblastična anemija (anemija radi deficita vitamina)	Anemia megaloblástica
Mehaničke ozljede	Lesiones mecánicas
Mehanički ikterus	Ictericia obstructiva
Meki čankir	Chancroide (chancro blando)
Melanom	Melanoma
Melioidoza	Melioidosis
Menierova bolest	Enfermedad de Menière
Meningeom	Meningioma
Meningoencefalokela	Meningoencefalocele
Meningokela	Meningocele
Meningomijelokela	Mielomeningocele
Meniskopatija	Meniscopatia
Menopauza (klimakterij)	Menopausia
Menstrualne smetnje	Trastorno menstrual
Mentalna retardacija	Retraso mental
Metabolička acidoza	Acidosis metabólica
Metalna groznica	Fiebre de los vapores metálicos
Metastaza	Metástasis
Metatarzalgija (Mortonova metatarzalgija)	Metatarsalgia
Meteoropatija	Meteoropatía
Mezoteliom	Mesotélioma
Mezoteliosarkom	Mesotélioma sarcomatoide
Miastenija gravis	Miastenia gravis
Micetoma	Micetoma
Migrena	Migraña (jaqueca)
Mijalgični sindrom vrata	Mialgia cervical
Mijelodisplastični sindrom	Síndrome mielodisplásico (preleucemia)
Mijeloična leukemija	Leucemia mieloide
Mikoza	Micosis
Miksedem	Mixedema
Miksom	Mixoma
Miksosarkom	Mixosarcoma

Milijarija rubra	Miliaria rubra (sarpullido por el calor)	Nagluhost	Corto de oído (parcialmente sordo)
Milije (dječje akne)	Milium (milia)	Nagnječenje (zgnječenje, kontuzija)	Contusión
Mioblastom	Mioblastoma		
Miogeloza	Miogelosis	Nagnječenje mozga	Contusión cerebral
Miokloničko trzanje (mioklonus)	Mioclono	Napadaj panike	Ataque de pánico
		Napetost trbušne stijenke	Tensión de la pared abdominal
Miom	Mioma		
Miosarkom	Miosarcoma	Narkolepsija	Narcolepsia (síndrome de Gelineau, epilepsia del sueño)
Mišićna distrofija	Distrofia muscular		
Mišićna hipotonija	Hipotonía muscular		
Mišićni grč (spazam)	Espasmo muscular (calambre)		
		Nasilna smrt	Muerte violenta
Mjesečarenje (somnambulizam)	Sonambulismo (noctambulismo)	Nefrotski sindrom	Síndrome nefrótico
		Nefroza	Nefrosis
Mješoviti maligni tumor	Tumor mixto maligno	Neionizirajuća ozračenost	Irradiación no-ionizante
Mješoviti tumor	Tumor mixto	Nejednaka veličina zjenica (anizokorija)	Asimetría del tamaño de las pupilas (anisocoria)
Mladenački reumatoidni artritis (juvenilni reumatoidni artritis)	Artritis juvenil		
		Nekontrolirani pokreti očiju (opsoklonus)	Movimientos involuntarios y rápidos de los ojos (opsoclonus)
Mlohavi mišić	Músculo flácido		
Modrica (ekhimoza)	Moretón (equimosis)	Nekontrolirano psovanje (koprolalija)	Expresión vocal involuntaria de obscenidades (coprolalia)
Molusk	Molusco contagioso		
Monocitična leukemija	Leucemia monocítica		
Mononukleoza (bolest poljupca)	Mononucleosis infecciosa (fiebre glandular, enfermedad de Pfeiffer)	Nekrotizirajući fasciitis	Fascitis necrotizante
		Nekroza	Necrosis
		Nemir (anksioznost)	Ansiedad
		Nemogućnost kretanja	Incapacidad de movimiento
Morbus Hoffa	Enfermedad de Hoffa	Nemogućnost mokrenja	Incapacidad para orinar
Morbus Preiser	Enfermedad de Preiser	Neplodnost (sterilitet)	Infertilidad
Morbus Van Neck	Enfermedad de Van Neck	Nepodnošenje glutena	Intolerancia al gluten
Morska bolest	Mal de mar		
Moždani udar	Derrame cerebral (accidente cerebrovascular)	Nepodnošenje laktoze (netolerancija laktoze)	Intolerancia a la lactosa
Moždano krvarenje (apopleksija)	Apoplejía (golpe apoplético)		
Mrena (katarakta)	Catarata	Nepotpuni prijelom kosti (napuknuće kosti)	Fractura incompleta
MRSA	SARM		
Mršavljenje	Pérdida de peso		
Mučnina	Náusea	Nerazvijenost organa (aplazija organa)	Desarrollo detenido de un órgano (aplasia de un órgano)
Mukocela	Mucocele		
Mukopolisaharidoza	Mucopolisacaridosis		
		Nesanica	Insomnio
Multipla sistemska atrofija	Atrofia multisistémica	Nespušteni testis	Descenso incompleto de testículo
Multipla skleroza	Esclerosis múltiple		
Multiple egzostoze	Exostosis múltiple hereditaria	Nesvjestica	Inconsciencia
		Neuhranjenost	Desnutrición
Mutni urin	Orina turbia	Neumjerena glad	Aumento anormal de la necesidad de comer (polifagia)
Nadutost i vjetrovi	Hinchazón y gases (flatulencia, ventosidad)		
		Neuralgija	Neuralgia

Neuralgija trigeminusa	Neuralgia del trigémino
Neuralgija moždanih živaca	Neuralgia craneal
Neurastenija	Neurastenia
Neurinom	Neurinoma
Neuroblastom	Neuroblastoma
Neuroborelioza	Neuroborreliosis
Neurogeni šok	Choque neurogénico
Neurom	Neuroma
Neurom slušnog živca	Neuroma acústico
Neuropatija	Neuropatía
Neuroza	Neurosis
Nistagmus	Nistagmo
Nizak krvni tlak (hipotenzija)	Presión sanguínea baja (hipotensión)
Noćna desaturacija	Apnea del sueño
Noćni grčevi u nogama	Calambres nocturnos en las piernas
Noćno mokrenje (nokturija)	Emisión excesiva de orina durante la noche (nicturia)
Noćno sljepilo	Ceguera nocturna (nictalopia)
Noćno znojenje	Sudor nocturno
Non-Hodgkinov limfom	Linfoma no-Hodgkin
Novorođenačka žutica	Ictericia del recién nacido
Novorođenačke kolike	Cólico del recién nacido
Numularni dermatitis	Dermatitis numular
Obiteljska mediteranska groznica	Fiebre mediterránea familiar
Oduzetost donjih ekstremiteta (paraplegija)	Parálisis de la parte inferior del cuerpo (paraplejía)
Oduzetost gornjih i donjih ekstremiteta i torza (kvadriplegija, tetraplegija)	Parálisis en brazos y piernas (tetraplejía, cuadriplejia)
Oduzetost jedne polovine tijela (hemiplegija)	Parálisis de una mitad lateral de cuerpo (hemiplejía)
Oduzetost simetričnih dijelova tijela (diplegija)	Parálisis de partes simétricas del cuerpo (diplejía)
Odvajanje mrežnice (ablacija retine)	Desprendimiento de retina
Ograničena pokretljivost zgloba	Rango de movimiento articular limitado
Ogrebotina	Rasguño
Ojedina (abrazija)	Abrasión (escoriación)
Okcipitalna neuralgija	Síndrome occipital (neuralgia occipital)
Oligodendrogliom	Oligodendroglioma
Oligomenoreja	Oligomenorrea
Onkocerkijaza (riječno sljepilo)	Oncocercosis
Opća alopecija	Alopecia areata universal
Opeklina	Quemadura
Opeklina od meduze	Quemadura de medusa
Opeklina od strujnog udara	Quemadura eléctrica
Opetovani prijelom kosti	Fractura repetida
Opstruktivna lezija tankog crijeva	Lesión obstructiva del intestino delgado
Opstruktivni šok	Choque obstructivo
Orijentalni ulkus (kožna lišmenijaza)	Leishmaniasis cutánea (uta)
Oroya groznica (Carrionova bolest)	Fiebre de la Oroya (enfermedad de Carrión, verruga peruana)
Osgood-Schlatterova bolest	Enfermedad de Osgood-Schlatter
Osificirajući miozitis	Miositis osificante
Osip	Sarpullido (erupción, eccema)
Osjećaj "tijesnih cipela"	Sensación de "zapatos apretados"
Osjećaj straha	Sensación de miedo
Osjetljivost na bol (algezija)	Sensibilidad al dolor (algesia)
Ospice (morbili)	Sarampión
Osteoartropatija hipertrofika Pierre Marie	Osteoartropatía hipertrófica (enfermedad de Bamberger-Marie)
Osteogeneza imperfekta (staklaste kosti)	Osteogénesis imperfecta (huesos de cristal)
Osteohondrom	Osteocondroma
Osteom	Osteoma
Osteomalacija	Osteomalacia
Osteopetroza (zadebljane kosti, bolest mramornih kostiju)	Osteopetrosis (enfermedad de los huesos de marmol)
Osteoporoza	Osteoporosis
Osteosarkom	Osteosarcoma
Osteoskleroza	Osteosclerosis
Oštećenje perifernog živca	Lesión de nervio periférico
Oštećenje živca (lezija živca)	Lesión de nervio
Oštra bol	Dolor afilado
Oteklina	Hinchazón
Otežan govor (disfazija)	Trastorno del lenguaje (disfasia)
Otežano disanje	Dificultad de respiración

Otežano gutanje (disfagija)	Dificultad para tragar (disfagia)
Otežano pražnjenje crijeva (otežana defekacija)	Dificultad para la defecación (tenesmo rectal)
Otežano usporeno mokrenje (dizurija)	Dificultad al orinar (disuria)
Otok očnog živca (zastojna papila)	Edema del nervio óptico
Otvoreni ductus arteriosus (Ductus arteriosus persistens)	Ductus arterioso persistente (conducto arterioso persistente)
Otvoreni prijelom kosti	Fractura abierta
Ovapnjenje (kalcifikacija)	Calcificación
Ovisnost	Adicción (dependencia)
Ovisnost o drogama	Adicción a las drogas (drogodependencia)
Ovisnost o kockanju (ludopatija)	Adicción a jugar (ludopatía, ludomanía)
Ovisnost o seksu	Adicción sexual
Ozeblina	Congelamiento
Ozljede električnom strujom (strujni udar)	Lesiones por corriente eléctrica
Ozljede glave i mozga	Lesiones de la cabeza y del cerebro
Ožiljak	Cicatriz
Pad krvnog tlaka	Caída de la presión arterial
Pagetova bolest	Enfermedad de Paget
Panaricij	Panadizo
Pannerova bolest	Enfermedad de Panner
Papatači- groznica	Fiebre pappataci
Papilarni karcinom	Carcinoma papilar
Papilom	Papiloma
Parafimoza	Parafimosis
Paragonimijaza	Paragonimosis (paragonimiasis)
Parakokcidioidomikoza (brazilska blastomikoza)	Paracoccidioidomicosis
Paraliza (oduzetost, kljenut)	Parálisis
Paranefritički apsces	Absceso perinéfrico
Paranoja	Paranoia
Parazitarna bolest (parazitoza)	Enfermedad parasitaria (parasitosis)
Pareza	Paresis
Parkinsonova bolest	Enfermedad de Parkinson
Parodontoza	Periodontitis (piorrea)
Paronihija	Paroniquia
Patuljasti rast (nanizam)	Enanismo
Paukoliki angiom (spider nevus)	Angioma en araña (angioma aracnoideo)
Pećenje (žarenje)	Sensación de ardor
Pećenje za vrijeme mokrenja	Ardor al orinar
Pemfigus	Pénfigo
Perianalni apsces	Absceso perianal
Periodično disanje (Cheyne-Stokesovo disanje)	Respiración periódica (respiración de Cheynes-Stokes)
Perniciozna anemija	Anemia perniciosa
Perut	Caspa
Petehije	Petequia
Petni trn	Espuela de talón (espuela calcánea)
Petno stopalo	Pie calcáneo
Pigmentna distrofija mrežnice	Retinitis pigmentosa
Pijelonefritis (infekcija bubrega)	Pielonefritis (infección urinaria alta)
Pilonidalna cista	Quiste pilonidal
Pilorospazam	Pilorospasmo
Pinta	Pinta
Pionefroza	Pionefrosis
Piromanija	Piromanía
Pitirijaza (svjetlije mrlje na osunčanoj koži, Tinea versicolor)	Tiña versicolor (pitiriasis versicolor)
Pjenušavi ispljuvak	Esputo espumoso
Planocelularni karcinom	Carcinoma de células escamosas
Plantarni fasciitis	Fascitis plantar
Plastična induracija penisa	Enfermedad de La Peyronie (induración plástica del pene)
Plazmocitom (multipli mijelom)	Plasmacitoma (mieloma múltiple)
Plik	Ampolla
Plinska gangrena	Gangrena gaseosa
Plivačko koljeno	Rodilla de nadador de pecho (bursitis de la pata de ganso)
Plućna embolija	Embolia pulmonar
Plućna hipertenzija	Hipertensión arterial pulmonar
Plućna idiopatska fibroza	Fibrosis pulmonar idiopática
Plućna kongestija	Congestión pulmonar
Plućni edem	Edema pulmonar
Plućno srce	Enfermedad cardíaca pulmonar (cor pulmonale)
Pneumocistična upala pluća	Neumonía por Pneumocystis

Croata	Español
Pneumokonioza	Neumoconiosis
Pneumotoraks	Neumotórax
Podražaj na povraćanje	Ganas de vomitar
Podraženo koljeno (skakačko koljeno)	Rodilla de saltador (tendinopatía rotuliana)
Podrigivanje	Eructo
Pojačan osjećaj žeđi (polidipsija)	Aumento anormal de la sed (polidipsia)
Pojačana dlakavost	Exceso de cabello (hipertricosis)
Pojačano lučenje sline (hipersalivacija)	Excesiva producción de saliva (hipersalivación)
Pojačano opadanje kose	Aumento de la caída del cabello
Pokvareni zub	Diente podrido
Policistični bubreg	Enfermedad poliquística renal
Policitemija	Policitemia
Polidaktilija	Polidactilia
Polimiozitis	Polimiositis
Polip	Pólipo
Polip na debelom crijevu	Pólipo de colon
Polip na glasnicama	Pólipo de las cuerdas vocales
Polip na grliću maternice	Pólipo cervical
Polip maternice	Pólipo endometrial
Polip u nosu (nosni polip)	Pólipo nasal
Poprečni prijelom kosti	Fractura transversal
Poprečno debelo crijevo	Colon transverso
Poremećaj ishrane	Trastorno alimentario
Poremećaj koncentracije	Trastorno por déficit de atención
Poremećaj koordinacije mišićnih pokreta (ataksija)	Descoordinación en el movimientos musculares (ataxia)
Poremećaj kretanja	Trastorno de movimiento
Poremećaj mokrenja	Trastorno de la micción
Poremećaj osobnosti	Trastorno de personalidad
Poremećaj ponašanja	Trastorno del comportamiento
Poremećaj ravnoteže	Trastorno del equilibrio
Poremećaj sluha	Trastorno de la audición
Poremećaj spavanja	Trastorno del sueño
Poremećaj spolne diferencijacije	Trastorno de la diferenciación sexual
Poremećaj učenja	Dificultad del aprendizaje
Poremećaj vida	Trastorno de la visión
Porfirija	Porfiria
Portalna hipertenzija	Hipertensión portal
Pospanost (somnolencija)	Somnolencia
Postnekrotična ciroza	Cirrosis postnecrótica
Posttraumatska glavobolja	Cefalea postraumática
Posttraumatski stresni poremećaj (PTSP)	Trastorno por estrés postraumático
Posttrombotički sindrom	Síndrome postrombótico
Posturalna križobolja	Dolor de espalda postural
Posturalni edem (statički edem)	Edema postural
Pothlađenost (hipotermija)	Hipotermia
Potkovičasti bubreg	Riñón de herradura (fusión en los riñones)
Potkožni emfizem	Enfisema subcutáneo
Potres mozga	Conmoción cerebral
Povećan razmak između dva organa ili dijela tijela (hipertelorizam)	Aumento de la separación de los organos (hipertelorismo)
Povećanje jetre (hepatomegalija)	Aumento del tamaño del hígado (hepatomegalia)
Povećanje limfnih čvorova (limfadenopatija)	Aumento de volumen de los ganglios linfáticos (linfadenopatía)
Povišen inzulin u krvi (hiperinzulinizam)	Hiperinsulinismo
Povišen kolesterol u krvi (hiperkolesterolemija)	Colesterol elevado de la sangre (hipercolesterolemia)
Povišen šećer u krvi (hiperglikemija)	Cantidad excesiva de glucosa en la sangre (hiperglucemia, hiperglicemia)
Povišena tjelesna temperatura	Aumento en la temperatura corporal
Povraćanje	Vómito (emesis)
Povraćanje bez mučnine (povraćanje u luku, cerebralno povraćanje)	Vómito sin náusea (vómito cerebral)
Povraćanje krvi (hematemeza)	Vómito de sangre (hematemesis)
Povratna groznica	Fiebre reincidente
Površinsko plitko disanje	Respiración superficial

Predmenstruacijski sindrom (PMS)	Síndrome premenstrual
Prednji sindrom sraza gornjeg nožnog zgloba	Pinzamiento anterolateral del tobillo
Predoziranje drogom	Sobredosis por droga
Predoziranje lijekom	Sobredosis de medicamentos
Predsimptom bolesti prije nego se bolest razvije	Síndrome prodrómico
Prehlada (hunjavica)	Resfriado común (resfrío)
Prekomjerno jedenje (hiperfagija)	Ingestas descontroladas de alimentos (hiperfagia)
Prekomjerno znojenje (hiperhidroza)	Excesiva producción de sudor (hiperhidrosis)
Preosjetljivost na podražaj (hiperestezija)	Sensación exagerada de los estímulos táctiles (hiperestesia)
Preponska kila	Hernia inguinal
Prerano splono fizičko sazrijevanje istog spola	Desarrollo sexual prematuro del mismo sexo
Prerano spolno fizičko sazrijevanje suprotnog spola	Desarrollo sexual prematuro del sexo opuesto
Prestanak lučenja urina	Supresión de la secreción de orina
Preuranjeni pubertet	Pubertad precoz
Prijelom baze lubanje	Fractura de la base del cráneo
Prijelom bedrene kosti	Fractura de fémur
Prijelom članka prsta	Fractura de falange del dedo
Prijelom dijafize bedrene kosti	Fractura de la diáfisis del fémur
Prijelom falange nožnog palca	Fractura de los huesos del dedo gordo del pie
Prijelom glavice palčane kosti	Fractura de la cabeza del radio
Prijelom gležnja	Fractura de tobillo
Prijelom goljenične kosti	Fractura de tibia
Prijelom gornje i/ili donje čeljusti	Fractura de maxilar y/o mandíbula
Prijelom ivera (prijelom patele)	Fractura de la rótula
Prijelom ključne kosti	Fractura de clavícula
Prijelom kondila nadlaktične kosti	Fractura de epicóndilo humeral
Prijelom kosti (fraktura kosti)	Fractura de hueso
Prijelom kosti s pomakom	Fractura-dislocación
Prijelom lakatne kosti	Fractura de cúbito
Prijelom lakatnog vrha (prijelom olekranona)	Fractura de olécranon
Prijelom lisne kosti	Fractura del peroné
Prijelom lopatice	Fractura de escápula
Prijelom kosti stopala	Fractura de metatarso
Prijelom mlade kosti	Fractura en rama verde
Prijelom nadlaktice	Fractura del húmero
Prijelom nadlaktice u području dijafize	Fractura diafisaria del húmero
Prijelom navikularne kosti	Fractura de escafoides (fractura navicular)
Prijelom obje kosti potkoljenice	Fractura de tibia y peroné
Prijelom obje podlaktične kosti	Fractura de radio y cúbito
Prijelom palčane kosti	Fractura del radio
Prijelom palčane kosti loco typico	Fractura distal del radio
Prijelom petne kosti	Fractura del calcáneo
Prijelom rebra	Fractura de costilla
Prijelom trupa kralješka	Fractura de cuerpo vertebral
Prijelom vrata bedrene kosti	Fractura de cuello del fémur
Prijelom vrata nadlaktične kosti	Fractura de cuello del húmero
Prijelom zamora	Fractura por estrés
Prijelom zamora goljenične kosti	Fractura por estrés de la tibia
Prijelom zdjelice	Fractura de pelvis
Prijevremena ejakulacija	Eyaculación precoz
Primarni amebni meningoencefalitis	Meningoencefalitis amebiana primaria
Prinzmetalova angina	Angina de Prinzmetal
Prirodna smrt	Muerte natural
Probadajuća bol	Dolor tipo punzada
Probavne smetnje	Indigestión
Produktivni kašalj	Tos productiva
Profesionalno oboljenje	Enfermedad profesional
Progresivna mišićna distrofija	Distrofia muscular progresiva
Progresivno okoštavanje mišića	Miositis osificante progresiva
Proktitis	Proctitis
Prolaps maternice (spuštena maternica)	Prolapso del útero
Prolaps rektuma	Prolapso rectal
Proljev (dijarea)	Diarrea

Promjene apetita	Cambios en el apetito
Promjene boje kože	Cambios en el color de la piel
Promjene glasa	Cambios en la voz
Promjene na madežima	Cambios en los lunares
Promjene na sluznici	Cambios en la membrana mucosa
Promjene oblika kosti	Cambios en la forma de los huesos
Promjene osjeta dodira	Cambios en la sensibilidad táctil
Promjene osjeta mirisa	Cambios en la sensibilidad olfatoria
Promjene osjeta okusa	Cambios en la sensación de sabores
Promjene osobnosti	Cambios de personalidad
Promjene raspoloženja	Oscilaciones del humor
Promjene stanja svijesti	Cambios en la conciencia
Promuklost	Ronquera
Prostrijelna rana	Herida de bala
Proširene vene	Varices
Proširene vene jednjaka (flebektazije)	Varices esofágicas
Proširene vene na nogama	Venas varicosas de las piernas
Proširene vratne vene	Varices del cuello
Proširene zjenice	Pupilas dilatadas
Prsnuće (puknuće, razdor, ruptura)	Ruptura (rotura)
Prsnuće aneurizme	Ruptura del aneurisma
Prva mjesečnica (menarha)	Primera menstruación (menarquia)
Pseudoepiteliemato-zna hiperplazija	Hiperplasia pseudo-epiteliomatosa
Psihičke promjene	Cambios psíquicos
Psihofizička usporenost	Respuestas psicofisiológicas lentas
Psihoneuroza	Psiconeurosis
Psihopatija	Psicopatía
Psihoza	Psicosis
Psitakoza	Psitacosis (fiebre del loro)
Psorijatični artritis	Artritis psoriásica
Psorijaza	Psoriasis
Ptičja gripa podtip H5N1	Gripe aviar H5N1
Puknuće Ahilove tetive	Ruptura del tendón de Aquiles
Puknuće bubnjića (perforacija bubnjića, timpanoreksija)	Perforación del tímpano
Puknuće čira (perforacija ulkusa)	Úlcera perforada
Puknuće ligamenta	Ruptura de ligamento
Puknuće tetive	Ruptura del tendón
Pulsirajuća bol	Dolor pulsante
Pupčana kila (umbilikalna hernija)	Hernia umbilical
Purpura	Púrpura
Puštanje vjetra (flatulencija, plinovi)	Tener gases (flatulencia)
Q-groznica	Fiebre Q
Rabdomiom	Rabdomioma
Rabdomiosarkom	Rabdomiosarcoma
Radioaktivna ozračenost	Irradiación radioactiva
Radioulnarna sinostoza	Sinostosis radiocubital
Rahitis	Raquitismo
Rak dojke	Cáncer de mama
Rak grlića maternice	Cáncer del cuello uterino (cáncer cervical)
Rak prostate	Cáncer de próstata
Rak želuca	Cáncer de estómago (cáncer gástrico)
Rana	Herida
Rascjep mokraćnog mjehura	Ruptura de la vejiga urinaria
Rascjep usne i nepca	Labio leporino (fisura labial)
Rastrgnuće mišića (ruptura mišića)	Ruptura muscular
Raynaudova bolest	Enfermedad de Raynaud
Razderotina	Laceración
Razdor meniskusa	Ruptura de menisco
Razdor prednje ukrižene sveze koljenskog zgloba	Ruptura de ligamento cruzado anterior
Razdor rotatorne manžete ramenog zgloba	Ruptura del manguito rotador
Razdražljivost	Exasperación
Razrokost (strabizam)	Estrabismo
Razvojne anomalije	Anomalías del desarrollo
Reiterov sindrom	Síndrome de Reiter (artritis reactiva)
Renalna tubularna acidoza	Acidosis tubular renal
Renovaskularna hipertenzija	Hipertensión renovascular
Respiratorna alkaloza	Alcalosis respiratoria
Respiratorni distres sindrom	Síndrome de distrés respiratorio
Restriktivna kardiomiopatija	Cardiomiopatía restrictiva

Retencija testisa (kriptorhizam)	Criptorquidismo
Retikuloendotelijalni sarkom	Reticulosarcoma (sarcoma reticuloendotelial)
Retrolentalna fibroplazija	Retinopatía de la prematuridad
Retroperitonealna fibroza (Ormondova bolest)	Fibrosis retroperitoneal
Retrovertirani uterus	Retroversión del útero
Reumatoidni artritis	Artritis reumatoide
Reumatska bolest srca	Cardiopatía reumática
Reumatska groznica	Fiebre reumática
Reumatska polimialgija	Polimialgia reumática
Reyeov sindrom	Síndrome de Reye
Rezna rana (posjekotina)	Herida por corte
Rh-inkompatibilnost (hemolitička bolest novorođenčeta)	Enfermedad hemolítica del recién nacido (incompatibilidad Rh)
Riedelov tireoiditis	Tiroiditis de Riedel
Rift Valley groznica	Fiebre de Rift Valley
Rikecioza	Rickettsiosis
Rinitis	Rinitis
Rizartroza	Rizartrosis
Rozacea	Rosácea
Rozeola infantum (egzantema subitum, šesta bolest)	Roséola (exantema súbito)
Rubeola (crljenac)	Rubéola
Ruptura slezene	Ruptura del bazo
Sakagija	Muermo
Salmoneloza	Salmonelosis
Samoozljeđivanje	Autolesión (automutilación)
Sarkoidoza	Sarcoidosis (enfermedad de Besnier-Boeck)
Sarkom	Sarcoma
Sarkopenija	Sarcopenia
Savijanje kosti	Torsión del hueso
Seboreična keratoza	Queratosis seborreica
Seboreja	Seborrea
Sekrecija iz nosa	Moco (mucus) nasal
Sekundarna hipertenzija	Hipertensión secundaria
Semikoma	Semicoma
Sepsa	Sepsis
Septički šok	Choque séptico
Septikemija	Septicemia
Severova bolest	Enfermedad de Sever
SIDA (sindrom stečene imunodeficijencije, AIDS)	SIDA (síndrome de inmunodeficiencia adquirida)
Sideroza	Siderosis
Sifilis (lues)	Sífilis
Silikoza	Silicosis
Silosna pluća	Enfermedad de los ensiladores
Sindaktilija	Sindactilia
Sindrom akutne respiratorne insuficijencije (SARS)	Síndrome respiratorio agudo severo (SRAS, SARS)
Sindrom bolnih prepona	Síndrome de dolor inguinal
Sindrom bolnog ramena (adhezivni kapsulitis ramena, smrznuto rame)	Capsulitis adhesiva del hombro
Sindrom bubnjarskog palca (Morbus DeQuervain)	Síndrome de DeQuervain
Sindrom ekonomske klase	Síndrome de la clase turista
Sindrom fascijalnog prostora	Síndrome compartimental
Sindrom iritabilnog crijeva (spastični kolon)	Síndrome de intestino irritable (colon irritable, colon espástico)
Sindrom iznenadne smrti dojenčeta	Síndrome de muerte súbita del lactante (muerte en cuna)
Sindrom karpalnog tunela	Síndrome del túnel carpiano
Sindrom kopljaškog lakta	Síndrome del túnel cubital
Sindrom kroničnog umora	Síndrome de fatiga crónica
Sindrom m. popliteusa	Tendinitis poplítea
Sindrom mačjeg krika	Síndrome del maullido del gato (síndrome de Lejeune)
Sindrom mlohavog djeteta	Síndrome de bebé flácido
Sindrom Morquio (mukopolisaharidoza tip IV)	Enfermedad de Morquio (mucopolisacaridosis tipo IV)
Sindrom prenaprezanja	Síndrome de sobreuso
Sindrom prenaprezanja Ahilove tetive	Tendinitis por sobreuso en el tendón de Aquiles
Sindrom sraza ramena (subakromijalni sindrom sraza)	Síndrome del conflicto subacromial

Sindrom sraza stražnjeg nožnog zgloba	Síndrome de pinzamiento posterior del tobillo
Sindrom stražnje lože natkoljenice (sindrom hamstringsa)	Síndrome de isquiosurales cortos
Sindrom stražnjeg tibijalnog mišića	Síndrome del tibial posterior
Sindrom tarzalnog kanala	Síndrome del túnel tarsiano
Sindrom trenja iliotibijalnog traktusa	Síndrome de fricción de la banda iliotibial
Sindrom vrat-rame (cervikobrahijalni sindrom)	Síndrome cérvico-braquial
Sinkopa	Síncope
Sinovijalni sarkom	Sarcoma sinovial
Sinoviom	Sinovioma
Sinusna glavobolja	Dolor de cabeza por sinusitis
Siringomijelija	Siringomielia
Sistemski lupus eritematozus	Lupus eritematoso sistémico
Sjögrenov sindrom	Síndrome de Sjögren
Sklerodermija	Esclerodermia
Sklerozirajuća adenoza	Adenosis esclerosante
Skolioza	Escoliosis
Skorbut	Escorbuto
Skotom	Escotoma
Slabokrvnost (anemija)	Anemia
Slabost	Debilidad
Slaboumnost	Imbecilidad
Slabovidnost	Ojo vago (ambliopía)
Slinjenje	Sialorrea (ptialismo)
Sluzava stolica	Moco en las heces
Sljepoća	Ceguera
Smanjeno izlučivanje urina (oligurija)	Disminución de producción de orina (oliguria)
Smeđi urin	Orina de color marrón
Smetenost	Confusión
Smrt	Muerte
Smrzotina	Sabañón
Snižena temperatura tijela (hipotermija)	Temperatura corporal baja (hipotermia)
Sniženi imunitet	Inmunodeficiencia
Sopor	Sopor
Sor (oralna kandidijaza)	Candidiasis oral (muguet oral)
Spermatokela (cista epididimisa)	Espermatocele
Spina bifida	Espina bífida
Spinalni šok	Choque espinal
Spiralni prijelom kosti	Fractura espiral
Splenomegalija	Esplenomegalia
Spolno prenosiva bolest	Enfermedad de transmisión sexual
Spondilitis	Espondilitis
Spondilolisteza	Espondilolistesis
Spondiloza	Espondilosis
Spontane frakture	Fracturas espontáneas
Sporotrihoza	Esporotricosis
Sportska ozljeda	Lesión deportiva
Sportsko srce	Corazón de atleta (hipertrofia del corazón del deportista)
Sposobnost kretanja	Capacidad de movimiento
Sprengelova bolest (scapula alta)	Deformidad de Sprengel
Spušteni bubreg (putujući bubreg, nefroptoza)	Riñón flotante (ptosis renal, nefroptosis)
Spušteni kapak (blefaroptoza)	Despredimiento del párpado superior (blefaroptosis)
Spušteno stopalo (pes planus)	Pie plano (pes planus, arcos vencidos)
Sraštrni vrat (sindrom Klippel-Feil)	Fusión congenita de vértebras cervicales (síndrome de Klippel-Feil)
Srčana aritmija	Arrítmia cardíaca
Srčana astma (paroksizmalna dispneja)	Disnea paroxística nocturna
Srčana bolest (kardiopatija)	Enfermedad del corazón (cardiopatía)
Srčana dekompenzacija	Descompensación cardíaca
Stafilokokno trovanje hranom	Intoxicación alimentaria por estafilococo dorado
Staračka dalekovidnost (prezbiopija)	Vista cansada por la edad (presbiopía)
Staračka nagluhost (prezbiakuzija)	Trastorno de la capacidad para oír de las personas envejecen (presbiacusia)
Stenoza aortnog ušća	Estenosis de la válvula aórtica
Stenoza jednjaka	Estenosis esofágica
Stenoza mitralnog ušća	Estenosis mitral
Stenoza pilorusa (pilorostenoza)	Estenosis del píloro
Stenoza plućnog ušća (pulmonalna stenoza)	Estenosis de la válvula pulmonar
Stenoza plućne arterije	Estenosis de la arteria pulmonar

Strano tijelo u nosu	Cuerpo extraño en la nariz
Strano tijelo u uhu	Cuerpo extraño en el oído
Streptokokna angina	Faringitis por estreptococo
Stres-inkontinencija urina	Incontinencia urinaria por estrés
Stupor	Estupor
Subarahnoidalno krvarenje	Hemorragia subaracnoidea
Subduralni hematom	Hematoma subdural
Subduralno krvarenje	Hemorragia subdural
Sudeckova distrofija	Atrofia de Sudeck
Suha gangrena	Gangrena seca
Suha sluznica usta	Sequedad de la boca (xerostomía)
Suhe oči (kseroftalmija)	Sequedad de los ojos (xeroftalmia)
Suhi kašalj	Tos seca (tos perruna)
Sunčanica	Insolación
Suprakondilarni prijelom bedrene kosti	Fractura supracondilar del fémur
Suprakondilarni prijelom nadlaktice	Fractura supracondilar del húmero
Supramaleolarni prijelom potkoljenice	Fractura supramaleolar de tibia y peroné
Suzenje očiju	Ojos llorosos
Sužene zjenice	Pupilas pequeñas
Svinjska gripa	Gripe porcina (influenza porcina, gripe del cerdo)
Svrab (skabijes)	Arador de la sarna (escabiosis)
Svrbež	Prurito (picazón, comezón, rasquiña)
Šarlah (skarlatina)	Escarlatina (fiebre escarlata)
Šećer u urinu (glikozurija)	Azúcar en orina (glucosuria)
Šepanje	Cojera
Šigeloza	Shigelosis
Šistosomijaza	Esquistosomiasis (bilharziasis)
Šizofrenija	Esquizofrenia
Šmrcanje	Sorberse la nariz (moqueo)
Šok	Choque (shock)
Španjolska gripa	Gripe española
Štakorski pjegavac	Tifus endémico murino
Štucavica	Hipo
Šum na srcu	Soplo del corazón
Tahikardija	Taquicardia
Talasemija	Talasemia
Tamponada perikarda	Tamponamiento cardíaco (tamponamiento pericárdiaco)
Tendinitis ekstenzora prstiju stopala	Tendinitis de los extensores de los dedos
Tendiniti s plesača (tendinitis dugog pregibača palca)	Tendinitis del flexor hallucis longus
Tendinitis stražnjeg tibijalnog mišića	Tendinopatía tibial posterior
Tendinoza (kronična ozljeda tetive)	Tendinosis (lesión crónica del tendón)
Teniski lakat	Codo del tenista (epicondilitis lateral)
Tenzijska glavobolja	Cefalea tensional
Teratokarcinom	Teratocarcinoma
Teratom	Teratoma
Termička rana	Herida térmica
Termičke ozljede	Lesiones térmicas
Termonuklearne ozljede	Lesiones por una explosión termonuclear
Testikularna disgeneza	Disgénesis testicular
Tetanija	Tetania
Tetanus (zli grč)	Tétanos (tétano)
Teturav nesiguran hod	Marcha arrastrando los pies
Tifusna groznica (tifus)	Fiebre tifoidea (fiebre entérica)
Tik	Tic
Tinea corporis	Tiña corporal (tinea corporis)
Tinea favosa (favus)	Tiña favosa (favus, tinea favosa)
Tireotoksikoza (tireotoksična oluja)	Tirotoxicosis
Tjemenica (dojenačka seboreja)	Dermatitis seborreica infantil
Toksična infekcija Clostridium perfringensom	Tóxico-infección por Clostridium perfringens
Toksična kardiomiopatija	Cardiotoxicidad
Toksokarijaza	Toxocariasis
Toksoplazmoza	Toxoplasmosis
Toničko-klonički napadaj	Crisis tónico-clónica
Topli i vlažni dlanovi	Palmas de las manos calientes y mojadas
Torakalni sindrom	Síndrome del estrecho torácico
Torzija testisa	Torsión testicular
Touretteov sindrom	Síndrome de Tourette
Trahom	Tracoma

Transplantacija bubrega	Transplante de riñón	Trovanje kemijskim oružjem	Intoxicación por armas químicas
Transpozicija aorte	Transposición de la aorta	Trovanje litijem	Intoxicación por litio
Transpozicija plućne arterije	Transposición de la arteria pulmonar	Trovanje metanolom	Intoxicación por metanol
Transpozicija velikih žila	Transposición de los grandes vasos	Trovanje olovom	Envenenamiento por plomo
Tranzicionalni karcinom	Carcinoma de células transicionales	Trovanje paracetamolom	Intoxicación por paracetamol
Traumatski šok	Choque traumático	Trovanje plinom	Envenenamiento por gas
Trbušna kolika (abdominalna kolika)	Cólico abdominal	Trovanje ribom	Intoxicación por pescado
Trbušni paratifus	Fiebre paratifoidea	Trovanje salicilatima	Intoxicación por salicilatos
Trbušni tifus (epidemjski tifus, pjegavac)	Tifus exantemático epidémico	Trovanje školjkašima	Intoxicación por mariscos
Trifascikularni blok	Bloqueo trifascicular	Trovanje talijem	Envenenamiento por talio
Trihinoza (trihineloza)	Triquinelosis (triquinosis)	Trovanje teškim metalima	Envenenamiento por metales pesados
Trihomonazni vaginitis	Trichomonas vaginalis	Trovanje ugljičnim monoksidom	Intoxicación por monóxido de carbono
Trihomonijaza	Trichomoniasis		
Tripanosomijaza	Tripanosomiasis	Trovanje zračenjem	Envenenamiento por radiación
Trisomija 13D (Patauov sindrom)	Síndrome de Patau (trisomía 13)	Trovanje željezom	Intoxicación por hierro
Trisomija 18D (Edwardsov sindrom)	Síndrome de Edwards (trisomía del 18)	Trovanje živom	Envenenamiento por mercurio
Trkačka potkoljenica	Dolor en las espinillas	Trzanje mišića	Crispar del músculo (fasciculación)
Trnjenje	Hormigueo	Tuberkuloza (sušica, TBC)	Tuberculosis (tisis, TBC)
Trombocitopenija	Trombocitopenia	Tuberkuloza bubrega	Tuberculosis renal
Tromboembolija	Tromboembolismo		
Tromboflebitis	Tromboflebitis	Tuberkuloza crijeva	Tuberculosis intestinal
Trombotska trombocitopenična purpura	Púrpura trombocitopénica trombótica	Tuberkuloza jetre	Tuberculosis hepática
Tromboza	Trombosis	Tuberkuloza kosti	Tuberculosis ósea
Trovanje	Envenenamiento (intoxicación)	Tuberkuloza limfnih čvorova	Tuberculosis ganglio-nar (linfadenitis tubercular)
Trovanje alkalima	Intoxicación por álcalis		
Trovanje alkoholom	Intoxicación por alcohol	Tuberkuloza pluća	Tuberculosis pulmonar
Trovanje arsenom	Envenenamiento por arsénico	Tuberkulozni artritis	Artritis tuberculosa
Trovanje azbestom	Envenenamiento por asbesto	Tuberkulozni spondilitis (Pottova bolest)	Espondilitis tuberculosa
Trovanje bojnim otrovima	Intoxicación por armas gaseosas	Tubularni adenom	Adenoma tubular
Trovanje cijanidom	Envenenamiento por cianuro	Tularemija (zečja groznica)	Tularemia (fiebre de los conejos)
Trovanje gljivama	Envenenamiento por setas	Tumor	Tumor
Trovanje hranom	Intoxicación alimentaria	Tumor žumanjčane vreće (endodermalni sinus tumor)	Tumor de saco vitelino
Trovanje insekticidima	Envenenamiento por insecticidas		
Trovanje kadmijem	Envenenamiento por cadmio	Tungijaza	Tungiasis
		Tupa bol	Dolor sordo

Tupost u udovima	Torpeza en las extremidades
Turnerov sindrom	Síndrome de Turner
Ubodna rana	Estocada
Ubrzan bazalni metabolizam	Metabolismo basal acelerado
Ubrzani puls	Pulso acelerado
Ubrzano disanje (tahipnea)	Respiración rápida (taquipnea)
Učestalo mokrenje	Micción frecuente
Učestalo mokrenje velikih količina mokraće (poliurija)	Gasto urinario excesivo (poliuria)
Udubljena prsa (ljevkasta prsa)	Pecho hundido (pectus excavatum)
Uganuće zgloba (distorzija zgloba)	Distorsión articular
Uganuće skočnog zgloba	Distorsión del tobillo
Ugriz	Mordedura
Ugriz bijesne životinje	Mordedura de un animal enfermo de rabia
Ugriz crne udovice	Mordedura de viuda negra
Ugriz čovjeka (ljudski ugriz)	Mordedura humana
Ugriz mačke	Mordedura de gato
Ugriz mrava	Picadura de hormiga
Ugriz pauka	Picadura de araña
Ugriz psa	Mordedura de perro
Ugriz škorpiona	Picadura de escorpión
Ugriz štakora	Mordedura de rata
Ugriz zaraženog komarca	Picadura de mosquito infectado
Ugriz zaraženog krpelja	Picadura de garrapata infectada
Ugriz zmije	Mordedura de víbora
Ugrizna rana	Herida por mordedura
Ukočenost	Agarrotamiento
Ulcerozni kolitis	Colitis ulcerosa
Ulozi (giht)	Gota (enfermedad gotosa)
Unutarnje krvarenje	Sangrado interno (hemorragia interna)
Upala	Inflamación
Upala bronhija (bronhitis)	Inflamación de los bronquios (bronquitis)
Upala bronhiola (bronhiolitis)	Inflamación de los bronquiolos (bronquiolitis)
Upala bubrega (nefritis)	Inflamación del riñón (nefritis)
Upala desni (gingivitis)	Inflamación de las encías (gingivitis)
Upala dojke (mastitis)	Inflamación del seno (mastitis)
Upala dušnika (traheitis)	Inflamación de la tráquea (traqueitis)
Upala endometrija maternice (endometritis)	Inflamación del endometrio (endometritis)
Upala epiglotisa (epiglotitis)	Inflamación de la epiglotis (epiglotitis)
Upala fascije (fasciitis)	Inflamación de la fascia (fascitis)
Upala glasnica (laringitis)	Inflamación de la laringe (laringitis)
Upala glavića penisa (balanitis)	Inflamación del glande del pene (balanitis)
Upala grla (grlobolja, faringitis)	Mal de garganta (inflamación de la faringe, faringitis)
Upala gušterače (pankreatitis)	Inflamación del páncreas (pancreatitis)
Upala hvatišta mišića (entezitis)	Inflamación de la zona de inserción de un músculo (entesitis)
Upala jetre (hepatitis)	Inflamación del hígado (hepatitis)
Upala kože (dermatitis)	Inflamación de la piel (dermatitis)
Upala krajnika (tonzilitis)	Inflamación de las amígdalas palatinas (amigdalitis)
Upala labirinta u unutarnjem uhu (labirintitis)	Inflamación del laberinto del oído interno (laberintitis)
Upala limfnog čvora (limfadenitis)	Inflamación de los ganglios linfáticos (linfadenitis)
Upala mišića (miozitis)	Inflamación del músculo esquelético (miositis)
Upala mokraćnog mjehura (cistitis)	Inflamación de la vejiga urinaria (cistitis)
Upala mozga (encefalitis)	Inflamación del encéfalo (encefalitis)
Upala moždanih ovojnica (meningitis)	Inflamación de las meninges (meningitis)
Upala mrežnice (retinitis)	Inflamación de la retina (retinitis)
Upala osrčja (perikarditis)	Inflamación del pericardio (pericarditis)
Upala parametrija (parametritis)	Inflamación del parametrio (parametritis)
Upala pasjemenika (epididimitis)	Inflamación del epidídimo (epididimitis)
Upala plućne ovojnice (pleuritis)	Inflamación de la pleura (pleuritis, pleuresía)

Upala pluća (pneumonija)	Inflamación de los pulmones (neumonía, pulmonía, neumonitis)	Upala tetivne ovojnice (sinovitis)	Inflamación de la membrana sinovial (sinovitis)
Upala potrbušnice (peritonitis)	Inflamación del peritoneo (peritonitis)	Upala vena (flebitis)	Inflamación de las venas (flebitis)
Upala prostate (prostatitis)	Inflamación de la próstata (prostatitis)	Upala zgloba (artritis)	Inflamación de una articulación (artritis)
Upala prsne žlijezde (timitis)	Inflamación del timo (timitis)	Upala želučane sluznice (gastritis)	Inflamación de la mucosa gástrica (gastritis)
Upala rodnice (vaginitis)	Inflamación de la vagina (vaginitis)	Upala živca (neuritis)	Inflamación del nervio (neuritis)
Upala rožnice (keratitis)	Inflamación de la córnea (queratitis)	Upala žlijezda slinovnica (sialadenitis)	Inflamación de las glándulas salivales (sialadenitis)
Upala rožnice i sluznice oka (keratokonjuktivitis)	Inflamación de la córnea y de la conjuntiva (queratoconjuntivitis)	Upala žučnog mjehura (holecistitis)	Inflamación de la vesícula biliar (colecistitis)
Upala sinusa (sinusitis)	Inflamación de los senos paranasales (sinusitis)	Upalna bolest zdjelice	Enfermedad pélvica inflamatoria
		Urasli nokat (ungvis inkarnatus)	Uña encarnada (onicocriptosis)
Upala slijepog crijeva (apendicitis)	Inflamación del apéndice (apendicitis)	Uremija (autointoksikacija radi nelučenja urina)	Uremia (acumulación en la sangre de los productos tóxicos por un fallo renal)
Upala sluzne vreće (burzitis)	Inflamación de la bursa (bursitis)		
Upala sluznice mokraćne cijevi (uretritis)	Inflamación de la uretra (uretritis)	Ureteralni kamenac (ureterolitijaza)	Cálculo en el uréter (ureterolitiasis)
		Urinarna inkotinencija	Incontinencia urinaria
Upala sluznice oka (konjuktivitis)	Inflamación de la conjuntiva (conjuntivitis)	Urođena aneurizma arterija baze mozga	Aneurisma congénito arterial de la base del cerebro
Upala sluznice usta (stomatitis)	Inflamación de la mucosa bucal (estomatitis)	Urođena srčana bolest (kongenitalna kardiopatija)	Cardiopatía congénita
Upala srčane ovojnice (endokarditis)	Inflamación del endocardio (endocarditis)		
Upala srčanog mišića (miokarditis)	Inflamación del miocardio (miocarditis)	Urođena srčana greška	Malformación cardiaca congénita
		Urođena stenoza pilorusa	Estenosis congénita del píloro
Upala srednje ovojnice oka (uveitis)	Inflamación de la lámina intermedia del ojo (uveítis)	Urođeno iščašenje kuka (kongenitalna displazija kuka)	Displasia congénita de la cadera (luxación congénita de cadera)
Upala stidnice (vulvitis)	Inflamación de la vulva (vulvitis)		
Upala stijenke arterije (arteritis)	Inflamación de las arterias (arteritis)	Urogenitalna tuberkuloza	Tuberculosis urogenital
Upala štitnjače (tireoiditis)	Inflamación de la glándula tiroides (tiroiditis)	Urogenitalni tumor	Tumor urogenital
		Usporen bazalni metabolizam	Metabolismo basal lento
Upala testisa (orhitis)	Inflamación del testículo (orquitis)	Usporen puls (bradikardija)	Descenso de la frecuencia cardiaca (bradicardia)
Upala tetive (tendinitis)	Inflamación de un tendón (tendinitis)		
Upala tetive s ovojnicom (tenosinovitis)	Inflamación de un tendón y de su vaina (tenosinovitis)	Usporeno disanje (bradipneja)	Descenso de la frecuencia respiratoria (bradipnea)
		Utapanje	Ahogamiento
		Utrnulost udova	Adormecimiento de las extremidades

Uvećani jezik (makroglosija)	Lengua más grande de lo normal (macroglosia)	Vraćanje hrane iz želuca u usta (regurgitacija)	Regreso del contenido alimentario a través del esófago (regurgitación)
Uvućena bradavica	Pezón invertido		
Vaginalni iscjedak	Flujo vaginal		
Valovi vrućine (valunzi)	Sofocos	Vratno rebro	Costilla cervical
		Vrtoglavica	Vértigo
Vanjsko krvarenje	Sangrado externo (hemorragia externa)	Vulgarne akne	Acné común (acne vulgaris)
Varikokela	Varicocele	Whippleova bolest	Enfermedad de Whipple
Varikozni ulcer (venski ulcer)	Úlcera varicosa	Wilmsov tumor (nefroblastom)	Tumor de Wilms (nefroblastoma)
Vazomotorni rinitis	Rinitis vasomotora		
Velike boginje (crne boginje, variola vera)	Viruela	Začepljeni nos	Congestión nasal
		Zadah iz usta (halitoza)	Mal aliento (halitosis)
Venska tromboza	Trombosis venosa	Zadebljanje kože	Callosidad (callo)
Vensko krvarenje	Sangrado venoso (hemorragia venosa)	Zaduha (nedostatak daha, dispneja)	Falta de aire (disnea)
Ventrikularna fibrilacija	Fibrilación ventricular	Zakašnjeli pubertet	Retraso de la pubertad
Ventrikularna hipertrofija	Hipertrofia ventricular	Zakočenost zgloba	Rigidez de las articulaciones
Ventrikularni septalni defekt	Comunicación interventricular	Zanoktica	Padrastro
Veslačka podlaktica (tendinitis podlaktice)	Tendinitis en el antebrazo	Zapletaj crijeva	Retorcimiento anormal del intestino (vólvulo)
Vibracijska bolest	Enfermedad de las vibraciones	Zastoj disanja (apnea)	Falta de respiración (apnea)
Vibracijski sindrom šaka-ruka	Vibraciones mano brazo (dedo blanco inducido por vibraciones)	Zastoj urina (urinarna retencija)	Retención de orina
		Zastoj srca (srčani arest)	Paro cardiaco (parada cardiorrespiratoria)
Virusna hemoragijska groznica	Fiebre hemorrágica viral	Zatajenje bubrega (insuficijencija bubrega)	Fallo renal (insuficiencia renal)
Virusna infekcija	Infección viral	Zatajenje jetre	Fallo hepático (insuficiencia hepática)
Virusna upala pluća	Neumonía viral		
Virusni hepatitis	Hepatitis viral	Zatvor (opstipacija)	Estreñimiento
Virusni konjuktivitis	Conjuntivitis viral	Zaušnjaci (mumps, parotitis)	Paperas (parotiditis)
Visinska bolest	Mal de montaña (mal de altura)	Zelenkasta stolica	Heces verdes
		Zijevanje	Bostezo
Visoki krvni tlak (hipertenzija)	Incremento de la presión sanguínea (hipertensión)	Zika groznica	Fiebre del Zika
		Zimica (tresavica)	Escalofrío (tiritón)
Vitiligo	Vitiligo	Zloćudni tumor (maligni tumor, rak)	Tumor maligno (cáncer)
Vlažna gangrena	Gangrena húmeda		
Vodenasta stolica	Heces acuosas		
Vodene kozice (varičela)	Varicela	Znojenje	Transpiración (sudación)
Volkmannova ishemična kontraktura	Contractura isquémica de Volkmann	Zoonoza	Zoonosis
		Zračna embolija	Embolia gaseosa
		Zubni kamenac	Placa dental
Von Recklinghausenova bolest	Neurofibromatosis de tipo 1 (enfermedad de Von Recklinghausen)	Zubni karijes	Caries
		Zubobolja	Dolor de muelas
		Zujanje u ušima (tinitus)	Pitidos en el oído (acúfeno, tinnitus)
		Žed	Sed
		Žgaravica	Ardor de estómago (acidez, pirosis)
		Žučna kolika	Cólico biliar

Žučni kamenac (holelitijaza)	Cálculo biliar (litiasis biliar)
Žulj (plik, kurje oko)	Ampolla (callo)
Žuta groznica	Fiebre amarilla
Žuta stolica	Heces amarillas
Žutica (ikterus)	Ictericia
Žutica moždanih jezgri	Kernicterus (encefalopatía neonatal bilirrubínica)

LJEKARNA — FARMACIA

Adrenalin	Adrenalina
Aerosol	Aerosol
Aktivni ugljen	Carbón activado
Alergija na lijek	Alergia al medicamento
Alkohol	Alcohol
Aminofilin	Aminofilina
Ampicilin	Ampicilina
Ampula	Ampolla (recipiente)
Analgetik	Analgésico
Anestetik	Anestésico
Antacid	Antiácido
Antialergik	Antialérgico
Antialkoholik	Fármaco antialcohólico
Antianemik	Antianémico
Antiaritmik	Agente antiarrítmico
Antibiotik	Antibiótico
Antidepresiv	Antidepresivo
Antidiabetik	Antidiabético
Antidiaroik	Antidiarréico
Antidot	Antídoto
Antiepileptik (antikonvulziv)	Anticonvulsivo (antiepiléptico)
Antihelmintik	Antihelmíntico
Antihipertenziv	Antihipertensivo
Antihistaminik	Antihistamínico
Antikoagulans	Anticoagulante
Antimalarik	Antimalárico
Antimikotik	Antimicótico (antifúngico)
Antioksidans	Antioxidante
Antiperspirant	Desodorante
Antipiretik	Antipirético
Antiprotozoik	Antiprotozoario
Antipsihotik	Antipsicótico
Antireumatik	Antireumático
Antiseptik	Antiséptico
Antiserum	Antisuero
Antituberkulotik	Fármaco tuberculostático
Antivirusni lijek	Fármaco antiviral
Aspirin	Aspirina
Atropin	Atropina
Bademovo ulje	Aceite de almendras dulces
Bakar	Cobre
Barbiturat	Barbitúrico
Biljni čaj	Tisana (infusión de hierbas)
Bočica	Frasquito
Borova otopina	Ácido bórico
Bronhodilatator	Broncodilatador
Cefalosporin	Cefalosporina
Cink	Zinc (cinc)
Cinkova pasta	Pasta de óxido de zinc
Citostatik	Citostático
Cjepivo	Vacuna
Čepić	Supositorio
Digestiv	Digestivo
Dijafragma	Diafragma
Dijetetsko sredstvo	Fármaco antiobesidad
Diuretik	Diurético
Doza	Dosis
Dražeja (tableta)	Comprimido
Emulzija	Emulsión
Eritromicin	Eritromicina
Eterično ulje	Aceite esencial
Fentanil	Fentanilo
Fitoterapija	Fitoterapia
Fiziološka otopina	Suero fisiológico
Flaster	Tira adhesiva sanitaria
Fosfor	Fósforo
Gaza	Gasa
Gel	Gel
Gentamicin	Gentamicina
Glukoza	Glucosa
Gram	Gramo
Grožđana mast	Bálsamo de labios
Hemostatik	Hemostático
Heparin	Heparina
Higijenski ulošci	Toalla sanitaria (compresa, pantiprotector)
Hipnotik	Hipnótico
Hormonalna nadomjesna terapija	Terapia de sustitución hormonal
Igla	Aguja
Imunoglobulin	Inmunoglobulina
Imunosupresiv	Inmunosupresor
Inhalacija	Inhalación
Interferon	Interferón
Inzulin	Insulina
Injekcija	Inyección
Ispiranje	Lavado
Jod	Yodo (iodo)
Jojobino ulje	Aceite de jojoba
Kalcij	Calcio
Kalij	Potasio
Kamilica	Manzanilla
Kapi (kapljice)	Gotas
Kapi za nos	Gotas nasales
Kapi za oči	Colirio
Kapi za uši	Gotas óticas
Kapsula	Cápsula
Kardiotonik	Cardiotónico

Kemoterapija	Quimioterapia
Klizma (klistir)	Enema (clisma)
Klor	Cloro
Kloramfenikol	Cloranfenicol
Kobalt	Cobalto
Kodein	Codeína
Kofein	Cafeína
Komad	Pieza
Kontaktne leće	Lentes de contacto (lentillas, pupilentes)
Kontracepcijska pilula	Píldora anticonceptiva
Kontracepcijska pjena	Espuma anticonceptiva
Kontracepcijska spužva	Esponja anticonceptiva
Kontraceptiv	Anticonceptivo
Kortikosteroid	Corticosteroide
Krema	Crema
Kućni test za trudnoću	Prueba de embarazo
Laksativ	Laxante
Lijek	Medicamento (fármaco)
Lijek protiv mučnine i povraćanja	Antiemético
Litra	Litro
Losion	Loción
Lubrikant	Lubricante
Ljekarnik	Farmacéutico
Ljekoviti napitak	Poción
Magnezij	Magnesio
Mangan	Manganeso
Medicinski kanabis	Cannabis medicinal
Meka kontaktna leća	Lente de contacto blanda
Metadon	Metadona
Mikrogram	Microgramo
Miligram	Miligramo
Mililitar	Mililitro
Mineral	Mineral
Mineralno ulje	Aceite mineral
Miorelaksator	Relajante muscular (miorrelajante)
Molibden	Molibdeno
Morfin	Morfina
Mukolitik	Mucolítico
Na tašte	En ayunas
Na usta	Por vía oral
Na večer	Por la noche
Nakon jela	Después de una comida
Naočale	Gafas
Natrij	Sodio
Nesteroidni antireumatik	Antiinflamatorio no esteroideo
Nikotinska guma za žvakanje	Goma de mascar de nicotina
Nikotinski flaster	Parche de nicotina
Nistatin	Nistatina
Nuspojave lijeka	Reacción adversa a medicamento
Nutritiv	Nutrimento (nutriente)
Oblog	Compresa
Oksikodon	Oxicodona
Omega -3 masne kiseline	Ácido graso omega 3
Opijat (opioid)	Opioide
Otopina	Soluto
Otrov	Veneno
Paracetamol	Paracetamol
Parafin	Parafina
Pasta	Pasta
Pasta za zube	Pasta de dientes (dentífrico)
Pelene za inkontinenciju	Pañal para adultos
Penicilin	Penicilina
Pilula za "dan poslije" (postkoitalna kontracepcija, hitna kontracepcija)	Anticonceptivo de emergencia (contracepción poscoital)
Pjena	Espuma
Pod jezik	Vía sublingual
Pomada (mast)	Ungüento (pomada)
Prašak (puder)	Polvo
Predoziranje	Sobredosis
Prezervativ (kondom)	Preservativo (condón, profiláctico)
Protuotrov	Antitoxina
Protuupalno	Antiinflamatorio (antiflogístico)
Psihostimulans	Psicoestimulante
Purgativ	Purgante (purgativo)
Recept	Receta
Rektalno	Rectal
Ricinusovo ulje	Aceite de ricino
Salicilat	Salicilato
Sapun	Jabón
Sedativ	Sedativo
Serum	Suero
Sirup	Jarabe
Spazmolitik	Espasmolítico
Spermicid	Espermicida
Sprej	Rociada
Sredstvo protiv insekata	Repelente de insectos
Sredstvo protiv komaraca	Repelente de mosquitos
Sredstvo za iskašljavanje	Expectorante
Sredstvo za zaštitu od sunca	Protector solar
Sulfonamid	Sulfonamida
Sumpor	Azufre
Sustav međunarodnih mjernih jedinica	Sistema Internacional de Unidades
Šprica	Jeringa

Šumeće tablete	Solubilizantes (comprimidos dispersables en agua)	Vitamin B11 (faktor-S)	Vitamina B11 (vitamina S)
Tableta za sisanje (pastila)	Pastilla	Vitamin B12 (kobalamin)	Vitamina B12 (ciancobalamina)
Tampon	Tampón	Vitamin C (L-askorbinska kiselina)	Vitamine C (enantiómero L de ácido ascórbico)
Tekući puder	Polvo líquido		
Tekućina za čišćenje kontaktnih leća	Solución limpiadora de lentes de contacto	Vitamin D2 (ergokalciferol)	Vitamina D2 (ergocalciferol)
Tekućina za čišćenje umjetnog zubala	Solución limpiadora de dentadura	Vitamin D3 (kolekalciferol)	Vitamina D3 (colecalciferol)
		Vitamin D4	Vitamina D4
Tekućina za ispiranje usne šupljine	Enjuague bucal (colutorio)	Vitamin D5 (sitokalciferol)	Vitamina D5 (sitocalciferol)
		Vitamin E (tokoferol)	Vitamina E (alfatocoferol)
Termofor	Bolsa de agua caliente (guatero)	Vitamin F (linoleična kiselina)	Ácido linoleico
Tetraciklin	Tetraciclina	Vitamin J (kolin)	Vitamina J (colina)
Tinktura	Tintura	Vitamin K (filokinon)	Vitamina K (filoquinona)
Tlakomjer	Tensiómetro (esfigmomanómetro)	Vitamin L1 (antranilna kiselina)	Vitamina L1 (ácido antranílico)
Tonik	Tónico		
Toplomjer	Termómetro	Vitamin P (flavonoidi)	Vitamina P (flavonoide)
Tramal	Tramadol		
Tvrda kontaktna leća	Lente de contacto duro	Za vanjsku primjenu	De uso externo
U jutro	Por la mañana	Zavoj	Venda
U podne	A mediodía	Zubni konac	Seda dental (hilo dental)
Umjetno sladilo	Edulcorante artificial		
Uroantiseptik	Antiséptico de las vías urinarias	Željezo	Hierro (fierro)
		Žlica	Cuchara
Vaga	Balanza		
Vaginaleta	Supositorio vaginal		**FACILIDADES**
Vata	Algodón hidrófilo	**MEDICINSKE**	**MÉDICAS, PRO-**
Vazodilatator	Vasodilatador	**USTANOVE,**	**CEDIMIENTOS Y**
Viagra	Viagra	**ZAHVATI I**	**ASISTENCIA**
Vitamin	Vitamina	**NJEGA**	**MÉDICA**
Vitamin A (retinol)	Vitamina A (retinol)		
Vitamin B1 (tiamin)	Vitamina B1 (tiamina)	Ambu balon s maskom	Bolsa Ambú de ventilación manual
Vitamin B2 (riboflavin)	Vitamina B2 (riboflavina)	Ambulanta	Enfermería
		Amputacija	Amputación
Vitamin B3 (niacin)	Vitamina B3 (niacina, vitamina PP)	Anestezija (narkoza)	Anestesia
		Aparat za disanje (respirator)	Aparato respiratorio
Vitamin B4 (adenin)	Vitamina B4 (adenina)	Artrodeza	Artrodesis
Vitamin B5 (pantotenska kiselina)	Vitamina B5 (ácido pantoténico)	Aspirator	Aspirador
		Blagavaonica	Comedor
		Boca s kisikom	Tanque de oxígeno
Vitamin B6 (piridoksin)	Vitamina B6 (piridoxina)	Bolesnička soba	Cuarto del paciente
		Bolesnik	Paciente
Vitamin B7 (inozitol)	Vitamina B7 (inositol)	Bolnica	Hospital
		Bušilica	Taladro
Vitamin B8 (biotin)	Vitamina B8 (biotina)	Cijepljenje	Vacunación
		Citologija	Citología
Vitamin B9 (folna kiselina)	Vitamina B9 (ácido fólico)	Čaj	Té
		Čekaonica	Sala de espera
Vitamin B10 (faktor-R)	Vitamina B10 (vitamina R)	Darovanje krvi (donacija krvi)	Donación de sangre
		Davalac (donator)	Donante

Davanje lijekova	Administración de fármacos
Defibrilacija	Desfibrilación
Defibrilator	Desfibrilador
Deka	Manta (cobija)
Dermatologija	Dermatología
Dijagnoza	Diagnóstico
Dijaliza	Diálisis
Dijaliza bubrega	Diálisis renal
Dijaliza jetre	Diálisis de hígado
Dijeta	Régimen (dieta)
Dinamometar	Dinamómetro
Dizalo	Elevador
Doručak	Desayuno
Dren	Sonda de drenaje
Drenaža	Drenaje
Drenažni položaj	Drenaje postural
Električni stimulator srca	Marcapasos
Elektroda	Electrodo
Elektrokirurgija	Electrocirurgía
Elektroterapija	Electroterapia
Endotrahealna kanila	Sonda endotraqueal
Epruveta	Tubo de ensayo
Fizikalna terapija	Fisioterapia
Fizioterapeut	Fisioterapeuta
Gerontologija	Gerontología
Ginekologija	Ginecología
Gipsana udlaga	Escayola de inmovilización
Goniometar	Goniómetro
Gumirano platno	Sábana de hule para la incontinencia
Heimlichov zahvat	Maniobra de Heimlich
Hidroterapija	Hidroterapia
Hitna služba	Servicios médicos de emergencia
Hodalica	Andador
Imobilizator glave	Inmovilizador de cabeza
Imobilizator vrata	Collar cervical
Imunologija	Inmunología
Infuzija	Infusión
Intenzivna njega	Cuidados intensivos
Interna medicina	Medicina interna
Intubacija	Intubación
Invalidska kolica	Silla de ruedas
Injekcija	Inyección
Ispiranje želuca	Lavado gástrico
Isprati	Lavar
Jastuk	Almohada
Jedinica intenzivne njege	Unidad de cuidados intensivos
Kalendar cijepljenja	Calendario de vacunación
Kanila	Cánula
Kanta za smeće	Papelera
Karantena	Cuarentena
Kardiologija	Cardiología
Kateter	Catéter
Kauterizacija	Cauterización
Kegelove vježbe	Ejercicios de Kegel
Kemoterapija	Quimioterapia
Kirurgija	Cirugía
Kirurška sterilizacija muškarca (vazektomija)	Esterilización quirúrgica masculina (vasectomía)
Kirurška sterilizacija žene (podvezivanje jajovoda)	Esterilizatióm quirúrgica femenina (ligadura de trompas)
Kirurški zahvat formiranja stome (kolostomija)	Exteriorización de una parte de intestino a través de la cavidad abdominal (colostomía)
Kirurški zahvat na kralježnici (laminektomija)	Extirpación quirúrgica de parte de una vértebra (laminectomía)
Kirurški zahvat na srednjem uhu (stapedektomija)	Cirugía del oído medio (stapedectomía)
Kirurški zahvat na talamusu (talamotomija)	Cirugía del tálamo (talamotomía)
Kirurški zahvat na zglobu (artrotomija)	Incisión quirúrgica de una articulación (artrotomía)
Kirurški zahvat otvaranja lubanje (kraniotomija)	Abertura quirúrgica en el cráneo (craneotomía)
Kirurško odstranjenje aneurizme (aneurizmektomija)	Extirpación quirúrgica de un aneurisma (aneurismectomía)
Kirurško odstranjenje dojke (mastektomija)	Remoción quirúrgica de seno (mastectomía)
Kirurško odstranjenje grkljana (laringektomija)	Extirpación quirúrgica de la laringe (laringectomía)
Kirurško odstranjenje gušterače (pankreatektomija)	Extirpación quirúrgica del páncreas (pancreatectomía)
Kirurško odstranjenje hemeroida (hemoroidektomija)	Extirpación quirúrgica de las hemorroides (hemorroidectomía)
Kirurško odstranjenje kamenca (litotomija)	Extracción quirúrgica de los cálculos (litotomía)
Kirurško odstranjenje krajnika (tonzilektomija)	Extracción quirúrgica de las amígdalas (tonsilectomía)

Kirurško odstranjenje maternice (histerektomija)	Extracción quirúrgica del útero (histerectomía)
Kirurško odstranjenje mioma u maternici (miomektomija)	Extirpación quirúrgica de los fibromas uterinos (miomectomía)
Kirurško odstranjenje nadbubrežne žlijezde (adrenalektomija)	Extirpación quirúrgica de una glándula suprarrenal (adrenalectomía)
Kirurško odstranjenje prostate (prostatektomija)	Extirpación quirúrgica de la próstata (prostatectomía)
Kirurško odstranjenje prsne žlijezde (timektomija)	Extirpación quirúrgica del timo (timectomía)
Kirurško odstranjenje režnja nekog organa (lobektomija)	Extirpación quirúrgica de un lóbulo de un órgano (lobectomía)
Kirurško odstranjenje slezene (splenektomija)	Extirpación quirúrgica del bazo (esplenectomía)
Kirurško odstranjenje slijepog crijeva (apendektomija)	Extirpación quirúrgica del apéndice cecal (apendicectomía)
Kirurško odstranjenje štitne žlijezde (tiroidektomija)	Extirpación quirúrgica de la glándula tiroides (tiroidectomía)
Kirurško odstranjenje testisa (orhidektomija)	Extirpación quirúrgica del testículo (orquidectomía)
Kirurško odstranjenje trećeg krajnika (adenoidektomija)	Extirpación quirúrgica de las adenoides (adenoidectomía)
Kirurško odstranjenje želuca (gastrektomija)	Extirpación quirúrgica del estómago (gastrectomía)
Kirurško odstranjenje žučnog mjehura (kolecistektomija)	Extracción quirúrgica de la vesícula biliar (colecistectomía)
Kirurško otvaranje dišnog puta (traheotomija)	Incisión quirúrgica en la tráquea (traqueotomía)
Klice	Gérmenes
Kola hitne pomoći	Ambulancia
Kolica	Camilla
Kontaktni gel za elektrode	Gel conductor
Krevet	Cama
Krioekstrakcija	Crío-extracción
Kupaonica	Cuarto de baño
Kupati	Darse un baño
Kutija prve pomoći	Botiquín de primeros auxilios
Laparoskopska operacija	Cirugía laparoscópica
Laringealna maska	Máscara laríngea
Laringoskop	Laringoscopio
Lavor	Palangana (ajofaina)
Leš	Cadáver
Lifting lica (ritidektomija)	Estiramiento de la cara (ritidectomía)
Liječenje (terapija)	Tratamiento (terapia)
Liječnička ambulanta	Consultorio de médico
Liječnik	Médico
Liječnik opće prakse	Médico de cabecera
Liposukcija	Liposucción
Lobotomija	Lobotomía
Lokalna anestezija	Anestesia local
Madrac	Colchón
Manšeta tlakomjera	Manguito de presión arterial
Maska za kisik	Máscara de oxígeno
Maska za oživljavanje	Máscara de reanimación
Medicinska sestra	Enfermera
Medicinski centar	Centro médico
Mirovanje u krevetu	Guardar cama
Mokrenje (uriniranje)	Micción
Monitor za praćenje vitalnih znakova	Monitor de signos vitales
Mrtvačnica	Depósito de cadáveres (morgue)
Neurologija	Neurología
Noćna posuda	Orinal
Noćni ormarić	Mesilla de noche
Nosila	Camilla enrollable
Nosna kanila	Cánula nasal
Nužnik	Servicio
Njega	Asistencia (cuidado)
Obaviti nuždu	Ir al servicio
Obdukcija	Autopsia
Obrezivanje	Circuncisión
Očni odjel	Sala de oftalmología
Odjel	Sala (pabellón)
Onkologija	Oncología
Opća anestezija	Anestesia general
Operacija	Operación quirúrgica
Operacijska sala	Quirófano
Oporavak	Recuperación
Ormar	Armario
Orofaringealna kanila	Cánula orofaríngea (tubo de Mayo, cánula de Guédel)
Ortopedija	Ortopedia
Otpad (otpadni proizvod)	Materia de desperdicio

Otvoriti	Abrir
Ozdraviti	Reponerse (recuperarse)
Oživljavanje (reanimacija)	Reanimación
Patologija	Patología
Pedijatrija	Pediatría
Perkutana koronarna angioplastika	Intervención coronaria percutánea
Pesar	Pesario
Piđama	Pijama (piyama)
Pinceta	Pinzas
Plahta	Sábana
Plastična operacija dojke (mastoplastika)	Cirugía estética de los senos (mamoplastia)
Plastična operacija nosa (rinoplastika)	Cirugía estética de la nariz (rinoplastia)
Plastična operacija očnog kapka (blefaroplastika)	Cirugía estética de los párpados (blefaroplastia)
Plastična operacija trbuha (abdominoplastika)	Cirugía estética del abdomen (abdominoplastia)
Plućni odjel	Sala de neumología
Pljunuti	Escupir
Pokrivač	Cubrecama (colcha, manta)
Poliranje zuba	Pulidor de los dientes
Poluintenzivna njega	Cuidados semi-intensivos
Posjeta	Visita
Posjetitelj	Visitante
Pražnjenje stolice (defekacija)	Defecación
Pregled kucanjem (perkusija)	Percusión
Pregled pipanjem (palpacija)	Palpación
Premosnica	By-pass
Presađivanje (transplantacija)	Trasplante
Presvući se	Cambiarse
Previjanje	Apósito
Prijemni ured	Mostrador de recepción
Primarna zdravstvena zaštita	Atención primaria de salud
Primatelj organa	Receptor de un órgano
Probava	Digestión
Pročišćavanje	Purificación
Proglašenje vremena smrti	Determinación del tiempo de muerte
Prozor	Ventana
Prva pomoć	Primeros auxilios
Psihijatrija	Psiquiatría
Psiholog	Psicólogo
Radiologija	Radiología
Radni terapeut	Terapeuta ocupacional
Rehabilitacija	Rehabilitación
Rinologija	Rinología
Ručak	Almuerzo
Ručni defibrilator	Desfibrilador manual
Sjedalica za evakuaciju	Silla de evacuación
Skalpel	Escalpelo
Slušni aparat	Audífono
Sonda	Sonda
Sonda za hranjenje	Sonda de alimentación
Spavačica	Camisón
Spoj (skretnica)	Shunt
Spremište	Almacenaje
Spužva	Esponja
Stadij mirovanja bolesti (remisija)	Fase de remisión
Stalak za infuziju	Intravenoso poste
Sterilizacija	Esterilización
Sterilno	Estéril
Stetoskop	Estetoscopio
Stol	Mesa (escritorio)
Stolić za serviranje hrane	Mesa para cama
Stomatolog (zubar)	Dentista
Svjetlo	Luz
Šivanje rane	Suturar la herida
Škare	Tijeras
Šlape	Pantuflas
Štaka	Muleta
Trakcija	Tracción
Transfuzija	Transfusión
Transuretralna resekcija prostate	Resección transuretral de la próstata
Trauma	Trauma
Trendelenburgov položaj	Posición de Trendelenburg
Trening ravnoteže	Entrenamiento del equilibrio
Udlaga za pozicioniranje	Almohada de posicionamiento
Uho-grlo-nos	Otorrinolaringología
Umetak za dojku	Implante de mama
Umjetno disanje	Respiración artificial
Umjetno zubalo	Prótesis dental
Umrijeti	Morir
Urinarni kateter	Catéter urinario
Urologija	Urología
Usisni kateter	Catéter de succión
Uzbuna (alarm)	Alarma
Uzrok smrti	Causa de muerte
Vađenje zuba	Exodoncia dental
Vakumirani madrac	Colchón al vácio
Večera	Cena
Vešeraj	Lavandería
Vježbanje	Ejercicio
Vježbe disanja	Ejercicios de respiración

Voda	Agua
Vrata	Puerta
Zagristi	Morder
Zarazni odjel	Pabellón de enfermedades infecciosas
Zarazno	Contagioso
Zaštitna kapa	Gorra desechable
Zaštitna maska za lice	Mascarilla desechable
Zaštitna navlaka za obuću	Cubrezapatos
Zaštitna navlaka za odjeću	Gabacha desechable
Zaštitne rukavice	Guantes desechables
Zaštitnici za pete i laktove	Protectores talón/codo antiescaras
Zatvoriti	Cerrar
Zdravstveno osiguranje	Seguro de salud
Zračenje	Radiación
Zubna krunica	Corona
Zubna plomba	Empaste (emplomadura)

MEDICINSKE PRETRAGE — EXÁMENES MÉDICOS

Albumin u serumu	Albúmina en la sangre
Alergološko testiranje kože (prick test)	Test cutaneos de alergia (prick)
Alfafetoproteinski test (AFP)	Prueba de alfa-fetoproteína
Alkalna fosfataza	Fosfatasa alcalina
Amniocenteza	Amniocentesis
Analiza plinova u krvi	Prueba de gases en la sangre
Angiografija	Angiografía
Anoskopija	Anoscopía
Antibiogram	Antibiograma
Aortografija	Aortografía
Arteriografija	Arteriografía
Artroskopija	Artroscopia
Audiometrija	Audiometría
Benzidinski test stolice	Prueba de la bencidina
Bilirubin u serumu	Análisis de bilirrubina sérica
Biokemijske pretrage krvi	Exámenes bioquímicos de sangre
Biomarker	Marcador biológico
Biopsija	Biopsia
Biopsija bubrega	Biopsia renal
Biopsija jetre	Biopsia hepática
Biopsija endometrija	Biopsia endometrial
Biopsija koštane srži	Biopsia de médula ósea
Biopsija kože	Biopsia de piel
Biopsija limfnog čvora	Biopsia de ganglio linfático
Biopsija moždanih klijetki (ventrikulo-punkcija)	Biopsia cerebral
Biopsija pleure	Biopsia pleural
Biopsija štitnjače	Biopsia de tiroides
Bjelančevine u urinu	Proteínas en la orina
Brom-sulfalein test funkcije jetre	Prueba de la función hepática con bromosulfaleína
Bronhografija	Broncografia
Bronhoskopija	Broncoscopia
Brzi test na streptokok (strep-test)	Prueba rápida para estreptococo
CA 19-9 (karbohidratni antigen)	CA 19-9 (antígeno carbohidrato 19-9)
CA 125 (karcinomski antigen 125)	Marcador tumoral CA 125
Cefalometrija	Cefalometría
Centralni venozni pritisak (CVP)	Presión venosa central
Cerebralna angiografija	Angiografía cerebral
Cistografija	Cistografia
Cistoskopija	Cistoscopia
Defekografija	Defecografia
Denzitometrija kostiju (apsorpciometrija kostiju)	Densitometría ósea
Dermatoskopija (dermoskopija)	Dermatoscopia
Diferencijalna dijagnoza	Diagnóstico diferencial
Digitalna supstrakcijska angiografija	Angiografía de sustracción digital
DNK analiza	Análisis de DNA
Ehoencefalografija	Ecoencefalografia
Elektroencefalografija (EEG)	Electroencefalografia
Elektroforeza proteina u serumu	Electroforesis de proteínas séricas
Elektrokardiografija (EKG)	Electrocardiografia (ECG, EKG)
Elektromiografija (EMG)	Electromiografia
Elektroneurografija	Electroneurografia
Elektroretinografija	Electrorretinografia
Endoskopija	Endoscopia
Endoskopska retrogradna kolangiopankreatografija (ERCP)	Colangiopancreato-grafia retrógrada endoscópica
Enteroskopija	Enteroscopia

Ezofagogastroduodenoskopija	Esofagogastroduodenoscopia
Fenolsulfoftaleinski test (PSP-test)	Prueba de la fenolsulfonftaleína
Fluoroskopija	Fluoroscopia
Fokusirani ultrazvuk visokog intenziteta	Ultrasonido focalizado de alta intensidad (HIFU)
Funkcionalna magnetska rezonancija (FMR)	Imagen por resonancia magnética funcional (IRMf)
Funkcionalne pretrage jetre	Pruebas de función hepática
Gastroskopija	Gastroscopia
Ginekološki pregled	Examen ginecológico
Glasgowska skala kome	Escala de coma de Glasgow
Gonioskopija	Gonioscopia
Govorna audiometrija	Audiometría del habla
HbsAg (hepatitis B površinski antigen)	HbsAg (antígeno de superficie de la hepatitis B)
Hematokrit	Hematocrito
Histeroskopija	Histeroscopia
Indirektni Coombsov test	Prueba de Coombs indirecta
Intravenozna biligrafija	Biligrafia intravenosa
Intravenozna pijelografija (i.v. Urografija)	Urografía intravenosa
Ispitivanje refrakcije	Refractomería
Karcinoembrionski antigen (CEA)	Antígeno carcinoembrionario
Kardiotokografija	Cardiotocografía
Kariotip	Cariotipo
Kateterizacija srca (angiokardiografija)	Cateterismo cardíaco
Kateterska angiografija	Angiografía por catéter
Kemijska analiza urina	Análisis químico de orina
Kemijski pregled želučanog soka	Análisis químico del jugo gástrico
Kolangiografija	Colangiografía
Kolonoskopija	Colonoscopia
Kolposkopija	Colposcopia
Kompjuterizirana tomografija (CT)	Tomografía computada
Kompletna krvna slika	Hemograma (conteo sanguíneo completo)
Konizacija	Conización
Kontrast	Medio de contraste
Koronarografija	Coronariografía
Kožni alergološki test flasterom	Prueba de emplasto (prueba del parche)
Laboratorij	Laboratorio
Laboratorijske pretrage	Pruebas de laboratorio
Laparoskopija	Laparoscopia
Laringoskopija	Laringoscopia
Limfografija	Linfografía
Lumbalna mijelografija	Mielografía lumbar
Lumbalna punkcija	Punción lumbar
Magnetoencefalografija (MEG)	Magnetoencefalografia
Magnetska rezonancija (MR)	Imagen por resonancia magnética (IRM)
Mamografija	Mamografía
Manometrija jednjaka	Manometría esofágica
Medijastinoskopija	Mediastinoscopia
Mijelografija	Mielografía
Mikrobiološki pregled (kultura)	Cultivo
Mikrobiološki pregled brisa grla	Exudado faríngeo
Mikrobiološki pregled brisa rodnice	Cultivo vaginal
Mikrobiološki pregled ispljuvka	Cultivo de esputo
Mikrobiološki pregled krvi (hemokultura)	Hemocultivo
Mikrobiološki pregled likvora	Cultivo de líquido cefalorraquídeo
Mikrobiološki pregled mokraće (urinokultura)	Urocultivo
Mjerenje krvnog pritiska	Monitorización de la presión arterial
Mjerenje pulsa	Comprobación del pulso
Oftalmoskopija	Oftalmoscopia
Oralni test tolerancije na glukozu (OGTT)	Test de tolerancia oral a la glucosa
Ostatni urin (rezidualni urin)	Volumen residual de orina
Ostatni dušik u krvi (urea nitrogen test)	Nitrógeno ureico en sangre (BUN)
Otoskopija	Otoscopia
Papa-test (Papanicolaouova klasifikacija)	Prueba de Papanicolau
Parcijalno tromboplastinsko vrijeme (PTT)	Tiempo de tromboplastina parcial activado
Patelarni refleks	Reflejo patelar
Pelvimetrija	Pelvimetria
Perimetrija	Campimetría (perimetría)
Perkutana transtorakalna punkcija pluća	Punción transtorácica aspirativa con aguja ultrafina

Pijelografija (urografija)	Urografia
Pletizmografija	Pletismografia
Pneumoencefalografija	Neumoencefalografia
Polisomnografija (višeparametarski test u praćenju procesa sna)	Polisomnografia
Pozitronska emisijska tomografija (PET)	Tomografia por emisión de positrones
Pregled dojke	Exploración fisica de mama
Pregled likvora	Análisis del líquido cefalorraquídeo
Pregled očnog fundusa	Exámen dilatado de fundus
Prostatični specifični antigen (PSA)	Antígeno prostático específico
Protrombinski indeks	Tiempo de protrombina
Pulmonalna angiografija	Angiografia pulmonar
Punkcijsko-aspiracijska biopsija	Punción aspiración con aguja fina
Radioizotopna dijagnostika	Medicina nuclear
Rektalni pregled	Tacto rectal
Rektoskopija	Rectoscopia
Rendgen	Radiografia
Rendgensko snimanje debelog crijeva i rektuma s kontrastom barija	Enema de bario con doble contraste
Rendgensko snimanje kostiju	Radiografia de hueso (radiografía ósea)
Rendgensko snimanje kralježnice	Radiografia de la columna vertebral (radiografía vertebral)
Rendgensko snimanje lubanje	Craneografia
Rendgensko snimanje maternice i jajovoda	Histerosalpingografia
Rendgensko snimanje srca i pluća	Radiografia de tórax
Rendgensko snimanje zdjelice i porođajnog kanala	Pelvigrafia
Rendgensko snimanje zgloba	Artrografia
Rendgensko snimanje zuba	Radiografia dental
Rendgensko snimanje želuca i dvanaesnika barijevom kašom	Radiografia de esófago, estómago y duodeno tomada con comida baritada
Rendgensko snimanje žučnog mjehura s kontrastom (peroralna kolecistografija)	Colecistografia oral
Retrogradna pijelografija	Pielografia retrógrada
Rose Waaler test	Test de Waaler-Rose
Scintigrafija bubrega	Gammagrafia renal
Scintigrafija jetre i žučnih vodova radioaktivnim izotopima	Gammagrafia hepatobiliar con tecnecio 99m
Scintigrafija kostiju	Gammagrafia ósea
Scintigrafija pluća	Gammagrafia pulmonar
Scintigrafija slezene radioaktivnim izotopima	Gammagrafia de bazo con tecnecio 99m
Scintigrafija štitnjače	Gammagrafia tiroidea
Sedimentacija eritrocita	Velocidad de sedimentación globular
Serološke pretrage na antitijela	Pruebas de serología
Sigmoidoskopija	Sigmoidoscopia
Sijalografija	Sialografia
Specifična težina urina	Gravedad específica de la orina
Spermogram	Espermiograma
Spinalna angiografija	Angiografia espinal
Spirometrija (mjerenje vitalnog kapaciteta)	Espirometría
Stereotaktična biopsija	Biopsia estereotáctica
Subokcipitalna mijelografija	Mielografia cervical suboccipital
Subokcipitalna punkcija	Punción suboccipital
Šećer u krvi	Concentración de glucosa en sangre
Šećer u urinu	Examen de glucosa en orina
Širenje zjenica potaknuto lijekovima	Dilatación pupilar inducida por fármacos
Test aglutinacije	Análisis de aglutinación
Test na hormone štitnjače u krvi	Concetración de hormonas tiroideas en sangre
Test na trudnoću	Pruebas de embarazo
Test opterećenja (ergometrija)	Ergometría

Test štitnjače na provodljivost radioaktivnog joda 131	Captación tiroidea de 131yodo	**TRUDNOĆA I PORODNIŠTVO**	**EMBARAZO Y OBSTETRICIA**
Timpanocenteza	Tímpanocentesis	Abortivni lijekovi	Fármacos abortivos
Timpanometrija	Timpanometría	Abrupcija posteljice	Desprendimiento prematuro de placenta
Tomografija	Tomografía		
Tonometrija oka	Tonometría		
Torakoskopija	Toracoscopia	Amniocenteza	Amniocentesis
Transaminaze u serumu	Aspartato aminotransferasa (AST, transaminasa glutámico-oxalacética GOT)	Amnioskopija	Amnioscopia
		Anomalije fetusa	Anomalías fetales
		Anomalije maternice	Malformaciones uterinas
		Babica	Matrona (matrón)
Tuberkulinski kožni test	Test de Mantoux (PPD)	Babinje (puerperij)	Puerperio
		Banka sperme	Banco de semen
Tumorski marker	Marcador tumoral	Biofizikalni profil fetusa	Perfil biofísico fetal
Ultrazvuk	Ultrasonografía (ecografía)		
		Biološki roditelj	Padre biológico
Ultrazvuk abdomena	Ecografía abdominal (ultrasonido abdominal)	Blastocista	Blastocisto
		Blizanačka trudnoća	Embarazo múltiple
Ultrazvuk bubrega	Ecografía renal (ultrasonido renal)	Blizanci	Gemelos
		Bradavica	Pezón
Ultrazvuk dojke	Ecografía de mama (ultrasonido de mama)	Carski rez	Cesárea
		Četvorci	Cuatrillizos
		Disanje	Respiración
Ultrazvuk gušterače	Ecografía de páncreas (ultrasonido de páncreas)	Djevičnjak (himen)	Himen
		Dojenje (laktacija)	Lactancia
		Dojka	Mama
		Donacija jajašca	Donación de ovocitos
Ultrazvuk jetre	Ecografía hepática (ultrasonido hepático)		
		Dužina novorođenčeta	Talla de un neonato
Ultrazvuk srca (ehokardiografija)	Ecocardiografía	Dvojajčani blizanci	Gemelos dicigóticos (mellizos)
Ultrazvuk srca s dopplerom	Ecocardiografía doppler	Edem	Edema (hidropesía)
		Ejakulat	Eyaculación
Ultrazvuk štitnjače	Ecografía de la tiroides (ultrasonido de la tiroides)	Eklampsija	Eclampsia
		Embrij (zametak)	Embrión
		EPH-gestoze (preeklampsija)	Preeclampsia
Ultrazvuk žuči i žučnih vodova	Ecografía de vesícula y vías biliares		
		Estrogen placente	Estrógeno de la placenta
Urea klirens	Prueba de aclaramiento de urea sanguínea	Fetalna hipertrofija	Macrosomía fetal
		Fetalna hipotrofija	Hipotrofia fetal
		Fetalna pH-metrija	pH-metría fetal
Urea izdisajni test	Prueba del aliento con urea	Fetoskopija	Fetoscopia
		Fetus	Feto
Uretrografija	Uretrografía	Forceps (kliješta)	Fórceps
Ureteroskopija	Ureteroscopía	Trudovi	Contracciones del trabajo de parto (contracciones uterinas)
Urobilinogen u urinu	Urobilinógeno en orina		
Venografija (flebografija)	Flebografía		
		Gestacijski dijabetes	Diabetes gestacional
Ventrikulografija	Ventriculografía	Ginekologija	Ginecología
Weberov test	Prueba de Weber	Glavica	Cabeza
		Graafov folikul	Folículo de Graaf
		Habitualni pobačaj	Aborto habitual

Hemolitička bolest novorođenčeta	Enfermedad hemolítica del recién nacido (eritroblastosis fetal)
Hiperemična sluznica rodnice (Chadwickov znak)	Signo de Chadwick
Hiperemija jajnika	Hiperemia del ovario
Hiperplazija maternice	Hiperplasia endometrial
Hipertrofija maternice	Hipertrofia del útero
Implantacija (usađivanje)	Implatación
Infekcija	Infección
Inkubator	Incubadora
Intracitoplazmatska spermalna injekcija	Inyección intracitoplasmá-tica de espermatozoides
Ispala pupkovina (prolaps pupkovine)	Prolapso del cordón umbilical
Istiskivanje ploda	Expulsión del producto
Istiskivanje posteljice i ovoja	Expulsión de la placenta
Izostanak mjesečnice (amenoreja)	Ausencia de la menstruación (amenorrea)
Izvanmaternična trudnoća (ektopična trudnoća)	Embarazo ectópico
Jajašce	Óvulo
Jajnik	Ovario
Jajovod	Trompa de Falopio (tuba uterina, oviducto)
Jednojajčani blizanci	Gemelos monocigóticos
Kardiotokografija	Cardiotocografia
Kiretaža	Legrado
Kirurško odstranjenje maternice (histerektomija)	Extracción quirúrgica del útero (histerectomía)
Kirurško proširenje porođajnog kanala (epiziotomija)	Episiotomía
Kordocenteza	Cordocentesis
Koriokarcinom	Coriocarcinoma
Korion	Corion
Korion-gonadotropin	Gonadotropina coriónica
Korionske resice	Vellosidades coriónicas
Kosi položaj ploda	Feto posición transversal
Krvarenje (hemoragija)	Desangramiento (hemorragia)
Labilno psihičko raspoloženje (baby blues)	Baby blues (leve depresión post parto)
Lažni trudovi	Contracción de Braxton Hicks
Lijek za sprečavanje trudova (tokolitik)	Fármaco utilizado para suprimir el trabajo de parto prematuro (tocolítico)
Litopedion (okamenjeno dijete)	Litopedion
Lohija (iscjedak u babinjama)	Loquios
Majka	Madre
Maternica (uterus)	Útero (matriz, seno materno)
Medicinski potpomognuta oplodnja	Reproducción asistida
Mekonij	Meconio
Mekonijalni aspiracijski sindrom	Síndrome de aspiración de meconio
Mekonijalni ileus	Enfermedad de Hirschsprung (megacolon aganglónico)
Mekonijalni peritonitis	Peritonitis meconial
Menopauza (klimakterij)	Menopausia
Menstruacija	Menstruación (período)
Menstruacijski ciklus	Ciclo menstrual
Mikrocefalija (sitnoglavost)	Microcefalia
Mifepriston	Mifepristona
Mliječni vod	Conducto mamario (conducto galactóforo)
Morula	Mórula
Mrtvorođenče	Nacido muerto
Mučnina	Náusea
Nedonošće	Recién nacido pre-término
Neonatologija	Neonatología
Neplodnost (sterilitet)	Infertilidad
Novorođenče	Neonato (recién nacido)
Nuhalna translucencija	Traslucencia nucal
Oplodnja in vitro	Fecundación in vitro
Otac	Padre
Otvaranje ušća maternice	Dilatación del cuello uterino
Ovogeneza (oogeneza)	Ovogénesis
Ovulacija	Ovulación
Patološki porod	Parto patológico
Pelena	Pañal
Pelvimetrija	Pelvimetría

Croata	Español
Pijelonefritis	Pielonefritis
Placenta previja	Placenta previa
Plagiocefalija	Plagiocefalia
Plodna voda (amnijska tekućina)	Líquido amniótico
Pojačano lučenje sline (hipersalivacija)	Excesiva producción de saliva (hipersalivación)
Porod	Parto
Porod u vodi	Parto en agua
Porodni kanal	Canal del parto
Porodničar (opstetičar)	Tocólogo (obstetra)
Porodništvo	Obstetricia
Porodno doba	Etapas del parto
Poslijeročni porod	Parto postérmino
Posteljica (placenta)	Placenta
Postporođajna depresija	Depresión postparto (depresión postnatal)
Povraćanje	Vómito (emesis)
Prekid trudnoće (abortus)	Aborto inducido
Presjeći	Cortar
Prijevremeni porod	Parto pretérmino
Prijevremeno prsnuće vodenjaka	Ruptura prematura de membrana
Prirasla posteljica (placenta acrreta)	Placenta accreta
Produljeni porod	Parto prolongado
Progesteron	Progesterona
Progesteron placente	Progesterona de placenta
Prolaktin	Prolactina
Proširene vene na nogama	Venas varicosas de las piernas
Prsnuće vodenjaka	Ruptura de membrana
Prvorotkinja	Primigesta
Puerperalna groznica (babinja groznica)	Fiebre puerperal
Puerperalna psihoza	Psicosis postparto
Puerperalna sepsa	Sepsis puerperal
Puerperalni mastitis	Mastitis puerperal
Pumpica za izdajanje	Sacaleches
Pupak	Ombligo (pupo)
Pupkovina (pupčana vrpca)	Cordón umbilical
Rađaona	Sala de partos
Ročni porod	Parto a término
Rodilište	Hospital de maternidad
Roditelj	Padre (primario)
Rodnica	Vagina
Sisanje	Succión
Sjemena tekućina (sperma)	Semen (esperma)
Sluznica maternice (endometrij)	Mucosa interior del útero (endometrio)
Snaga trudova	Intensidad de contracciones uterinas
Spermij	Espermatozoide
Spontani pobačaj	Aborto espontáneo
Stav zatkom	Posición de nalgas
Surogat majka (zamjenska majka)	Madre de alquiler
Sužena zdjelica	Pelvis contraída
Teratogeni faktori rizika	Agentes teratogénicos
Težina ploda (porođajna težina)	Peso al nacer
Tiskati	Empujar
TORCH infekcije	Infecciones TORCH
Trajanje trudnoće	Duración del embarazo
Trajanje truda	Duración de las contracciones uterinas
Trudnoća	Embarazo
Frekvencija trudova	Frecuencia de las contracciones uterinas
Ultrazvuk	Ultrasonografía (ecografía)
Umjetna oplodnja	Inseminación artificial
Upala mokraćnog mjehura (cistitis)	Inflamación de la vejiga urinaria (cistitis)
Upala plodovih ovoja (korioamnionitis)	Infección de las membranas placentarias (corioamnionitis)
Urinarna inkotinencija	Incontinencia urinaria
Uzorak korionskih resica	Muestra de vellosidades coriónicas
Vakuumski ekstraktor	Aspirador al vacío
Visoki krvni tlak (hipertenzija)	Incremento de la presión sanguínea (hipertensión)
Višerotkinja	Multigrávida
Vodenjak	Saco amniótico
Vrat	Cuello
Začeće (oplodnja)	Fecundación (fertilización)
Zadak	Nalga
Zastoj urina (urinarna retencija)	Retención de orina
Životna sposobnost spermija	Viabilidad de espermatozoides

www.ingramcontent.com/pod-product-compliance
Lightning Source LLC
Chambersburg PA
CBHW061227180526
45170CB00003B/1187